埼玉医科大学超人気健康セミナーシリーズ

専門医が語る 子宮とのつきあい方

梶原健・三輪真唯子

生理痛や子宮の病気について理解を深めて
すこやかにあなたらしい日々を

ライフサイエンス出版

本書は、2018年5月19日に開催された、埼玉医科大学市民公開講座
「婦人科の病気」の内容を再編集したものです。

はじめに

私たちは女性として生まれると、自分の意思とは関係なく成長とともに、身体は妊娠・出産への準備に入ります。その際に大きな役割を果たしているのが女性ホルモン（卵胞ホルモン、黄体ホルモン）です。女性ホルモンの分泌は一生を通じて劇的に変化します。月経がある時期は周期的に大きく変化し、閉経後は急速に低下します。そのため、女性の身体は、それぞれの年代やライフステージによって女性ホルモンの影響を大きく受けることになります。

近年、ライフスタイルの多様化により、日本人女性の「子宮」を取り巻く環境は大きく変化し、それに伴い子宮の病気が増加しています。30歳以上の女性では2、3割がもつといわれている〝子宮のコブ〟である子宮筋腫は、女性ホルモンによって大きくなり、20代・30代の女性にとってつらい月経痛の原因となる子宮内膜症は、女性ホルモンにさらされることで病巣が増殖・癒着を繰り返します。

また、年を経るにつれて罹患率が増加する子宮体がんも、そのほとんどが女性ホルモンの刺激が長く続くことで起こります。

一方、ウイルス感染が原因となって起きる子宮の病気も存在します。子宮頸がんはヒトパピローマウイルス（ＨＰＶ）の子宮頸部への感染が原因となり、正常細胞をがん細胞へと変えてしまいます。このウイルスは決してめずらしいものではなく、セックスの経験があるほとんどの女性が感染する、非常にありふれたウイルスです。ほとんどの人は感染しても免疫機構によって排除され、がん化せずにすみますが、がん化しやすい型のＨＰＶも存在します。

子宮頸がんによる死亡率を減らすためにもっとも大切なことは定期的な検診です。検診ではがんになる一歩手前の「前がん病変」の細胞を見つけることができます。早期発見により死亡率は減少し、身体への負担が少ない治療の選択肢も広がります。

子宮頸がん検診は、「恥ずかしい」「痛そう」というマイナスのイメージをもたれる方が多くいると思います。しかし、実際の検診では、プライバシーは保護されていますし、子宮頸部を綿棒で擦るだけの痛みもない非常に簡単な検査です。20歳以上になると、各自治体の検診を安価で受けることができます。2年に1度は検診を受けるようにしましょう。

また、子宮体がんは、自らの身体の変化、とくに閉経後に少量で長く続く不正出血などを見逃さずに検診を受けて、早期に治療すれば治療成績は良好です。

本書は子宮の構造や月経のしくみと子宮の病気について網羅的に理解できるように構成されています。第1章では月経のしくみや月経困難症の原因となる子宮筋腫、子宮内膜症、子宮腺筋症について、第2章では子宮頸がん、子宮体がんの話と検診について解説しています。

これらの病気の治療法はさまざまですが、患者さんの現在の状況、将来的な希望によって、治療法はまったく異なってきます。大切なことは、私たち医師が患者さんに寄り添い、患者さんの希望に沿った治療を提案することだと考えています。

本書をきっかけに、あらためてご自身の子宮と向きあい、子宮の病気や治療法についてしっかりと学んでいただきたいと思います。私たち医師はそのお手伝いができれば幸いです。

埼玉医科大学市民公開講座　運営委員長　三村　俊英
運営委員　町田　早苗

目次

はじめに　03
埼玉医科大学市民公開講座　運営委員長　三村　俊英
運営委員　町田　早苗

第一章　月経困難症の原因となる病気を理解しよう！　15

埼玉医科大学病院　産婦人科　**梶原　健**

月経のおはなし　17

月経についてあらためて考えてみましょう　17
月経が起こるメカニズムについて　18

コラム 経口避妊薬（ピル）について 21
基礎体温について理解を深めましょう 23
どうして月経が起こるのでしょうか（3つの仮説） 26
コラム 月経がある動物 28

■月経困難症 …… 29
「生理痛」ではなく「月経困難症」が正式名称です 29
月経困難症は2種類あります 30
機能性月経困難症となる原因について 32
器質性月経困難症となる原因について 33

■子宮筋腫 …… 35
子宮にできる良性のコブ～子宮筋腫～ 35

子宮筋腫ができる部位はさまざまです　36
子宮筋腫の症状　37
子宮筋腫の診断　39
子宮筋腫になったらかならず手術が必要か　41
子宮筋腫の治療について①手術療法　43
子宮筋腫の治療について②薬物療法　44
コラム　GnRHアナログ　45
子宮筋腫の最新の治療法①子宮動脈塞栓術　46
子宮筋腫の最新の治療法②集束超音波治療　49

■子宮内膜症……50

近年、増加傾向にある子宮内膜症　50
子宮内膜症が発生する場所　52

子宮内膜症の組織発生に関する学説　54
子宮内膜症の症状　57
子宮内膜症の診断　58
子宮内膜症の治療方針　59
子宮内膜症の治療①卵巣チョコレート嚢胞の治療　60
子宮内膜症の治療②疼痛に対するホルモン治療　61

■**不妊症の原因となる子宮内膜症**……65

■**子宮内膜症とがん化**……69

■**子宮腺筋症**……72
子宮腺筋症を知っていますか？　72
子宮腺筋症の診断　75

子宮腺筋症も不妊症の原因となります 76

第二章 子宮のがんと検診のおはなし 81

埼玉医科大学国際医療センター 婦人科腫瘍科 三輪 真唯子

■子宮のがんのおはなし……83
子宮について理解を深めましょう 83
日本人の子宮がんの実際 84

■子宮の入り口にできるがん ～子宮頸がん～……91
子宮頸がん発症の危険因子 91
子宮頸がんの原因はウイルス感染 92
がん細胞が発生するメカニズム 96

子宮頸がんワクチンについて 98
子宮頸がんと診断されたら 99
子宮頸がんの〝顔つき〟 101
子宮頸がんの治療① 浸潤がんになる手前の状態の場合 102
子宮頸がんの治療② 浸潤がんになってしまったら 104

■子宮頸がん検診のおはなし

子宮頸がん検診のおはなし……106
子宮頸がん検診はとても簡単な検査です 106
子宮頸がん検診の実際 107
定期的に子宮頸がん検診を受けましょう 108
子宮頸がん検診では、きちんとプライバシーが保たれています 109

■子宮の奥にできるがん ～子宮体がん～ …… 110

50代の女性に多い子宮体がん 110

子宮体がん発症の危険因子 111

子宮体がんは遺伝性の場合があります 113

知る権利・知らないでいる権利 115

子宮体がんで一番多い症状は不正出血です 117

子宮体がんの検診 118

コラム 子宮体がんの定期的な検診は必要ですか？ 119

子宮体がんの進行期と〝顔つき〟 119

子宮体がんの治療～基本的には手術です～ 121

第一章

月経困難症の原因となる病気を理解しよう！

梶原 健

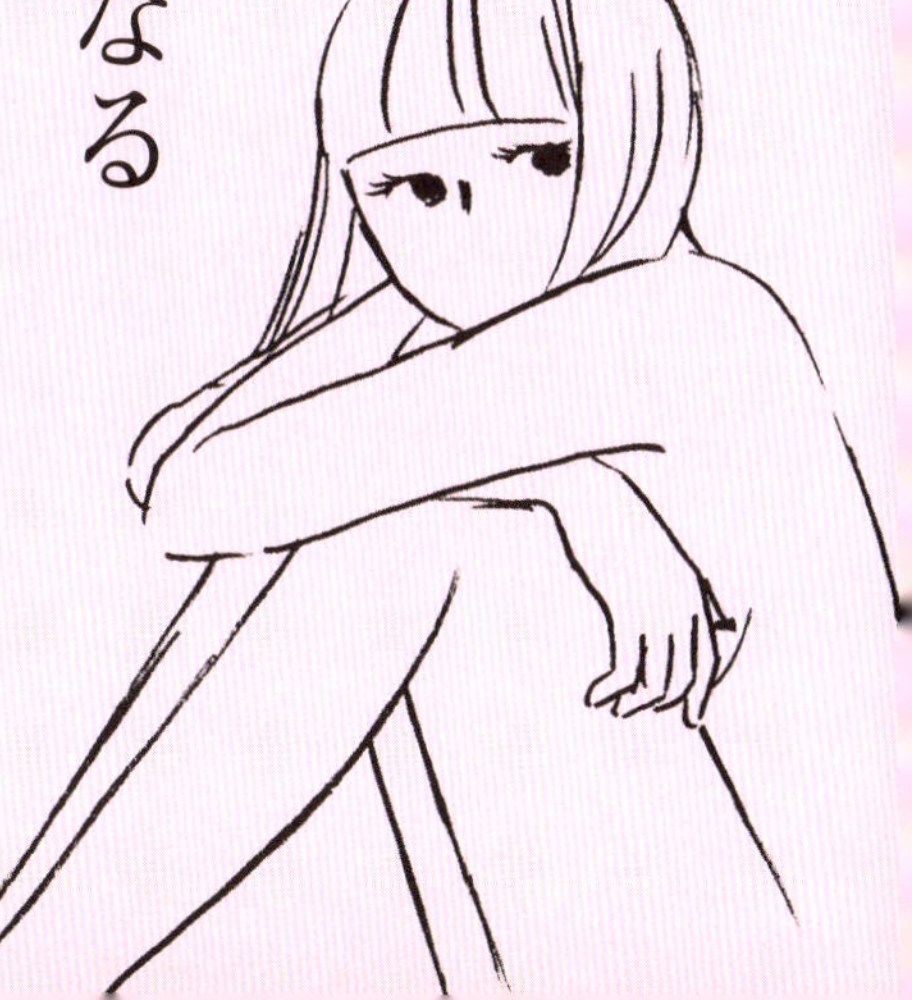

この章では、まず月経についての理解を深めていただきたいと思います。そして、月経困難症を引き起こす代表的な病気、子宮筋腫、子宮内膜症、子宮腺筋症について解説します。子宮筋腫とは子宮にできる良性のコブで、30歳以上の女性の2〜3割がもっています。症状が重い人では、過多月経や月経痛がみられます。

子宮内膜症は、子宮内膜に似た組織が、さまざまな部位で出血と癒着を繰り返す病気です。痛みが強く、不妊症の原因となることが知られています。近年、子宮内膜症の患者さんは増加傾向にあり、若年の患者さんも多くなっています。いずれの病気も適切な診断と治療が大切です。

月経のおはなし

月経についてあらためて考えてみましょう

まず、月経とは何でしょうか。

日本産科婦人科学会では、「約1ヵ月間の間隔で自発的に起こり、限られた日数で自然に止まる子宮内膜からの周期的な出血」と定義されており、正常月経の月経周期などは次のようになっています。

・月経周期日数　25～38日（変動は±6日以内）
・出血持続日数　3～7日（平均4・6日）
・卵胞期日数（排卵までの期間）　17・9±6・2日
・黄体期日数（排卵から月経までの期間）　12・7±1・6日
・経血量　20～140mL／日

月経が起こるメカニズムについて

月経は子宮内膜からの出血です。そしてそれには、脳の下垂体から分泌される「下垂体ホルモン（卵胞刺激ホルモンと黄体形成ホルモン）」、卵巣から分泌される「卵胞ホルモン（エストロゲン）」と「黄体ホルモン（プロゲステロン）」の3つのホルモンが深く関係しています。

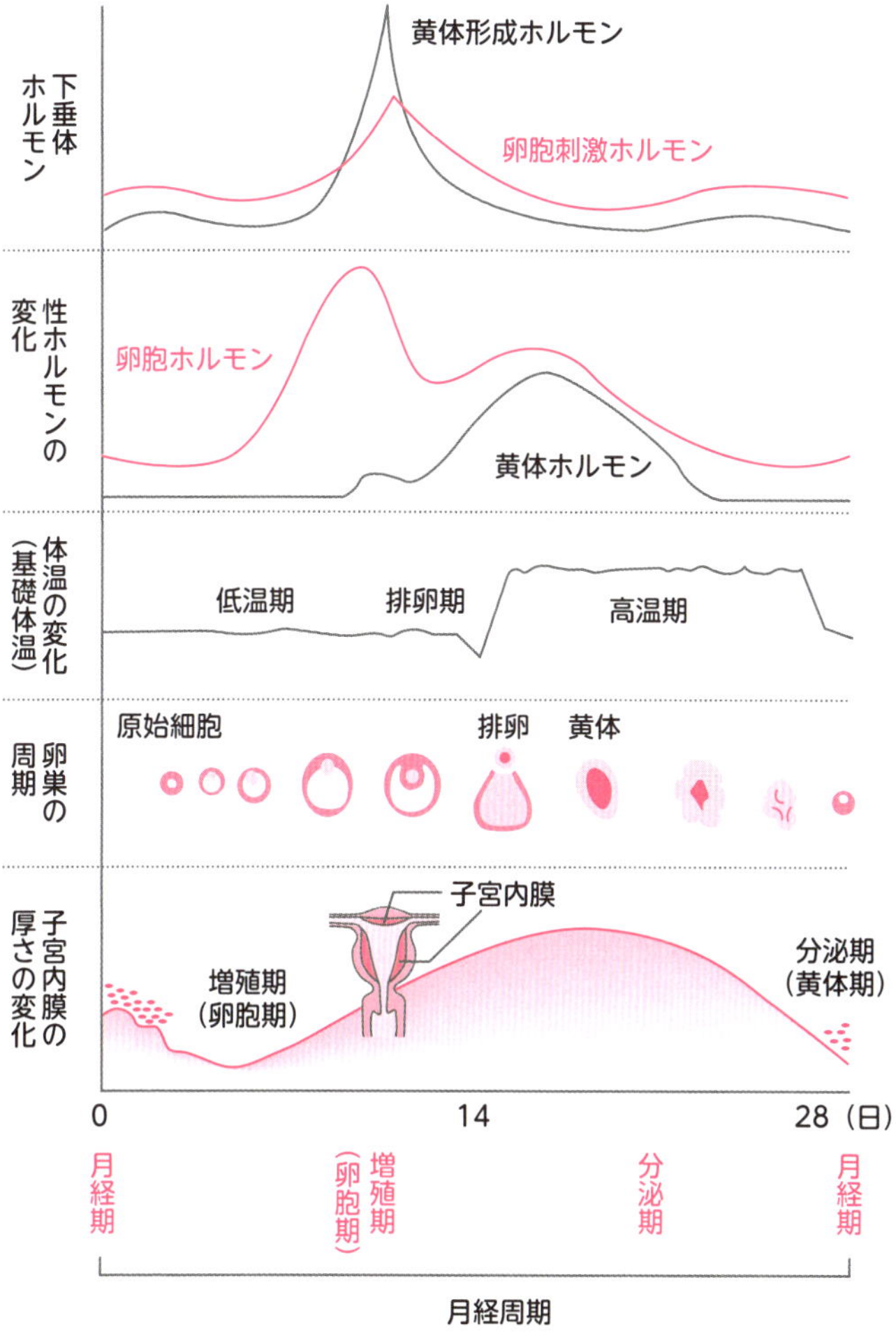
下垂体ホルモン
黄体形成ホルモン
卵胞刺激ホルモン
性ホルモンの変化
卵胞ホルモン
黄体ホルモン
体温の変化（基礎体温）
低温期
排卵期
高温期
卵巣の周期
原始細胞
排卵
黄体
子宮内膜の厚さの変化
子宮内膜
増殖期（卵胞期）
分泌期（黄体期）
0
14
28（日）
月経期
増殖期（卵胞期）
分泌期
月経期
月経周期

図1　女性の月経周期

月経開始日から、次の月経の前日までの期間を月経周期といいます。この期間に身体のなかで起こっていることを図1で見てみましょう。

まず、月経のおおもとは、下垂体ホルモンです。脳の下垂体から卵巣に向かって、下垂体ホルモンが分泌され、卵巣のなかの卵子が育っていきます。そうすると卵子の周りには水分が溜まり、卵胞ができます。この卵胞内には顆粒膜細胞があり、ここから卵胞ホルモンが分泌されます。月経開始直後の子宮内膜は薄い状態となっていますが、この卵胞ホルモンが出ることで子宮内膜が厚くなります。

卵胞が2㎝くらいまで大きくなると、今度は排卵が起こります。排卵が起こると卵巣に黄体ができ、この黄体から卵胞ホルモンと黄体ホルモンの両方のホルモンが出てきます。卵胞ホルモンは子宮内膜を厚くしますが、黄体ホルモンはそれとは反対に、厚くなった子宮内膜に対して「もう厚くならなくていいよ」という指示を出します。同時に、子宮内膜から多くの分泌物が出るような働きもします。

このような黄体ホルモンの作用によって、子宮の内膜は受精した卵子が着床しやすい、妊娠しやすい状態になります。これを分泌期といいます。

黄体の寿命は2週間ほどしかありません。妊娠しない場合、黄体は卵胞ホルモンも黄体ホルモンも分泌しなくなり、そして、月経が始まります。消退出血ともよばれますが、子宮内膜が剥がれて、出血が起こります。一方、妊娠が成立した場合は、受精卵から黄体に向かってヒト絨毛性ゴナドトロピン（human chorionic gonadotropin：ｈＣＧ）というホルモンが分泌され、「黄体ホルモンの分泌を継続しなさい」と指示が出ます。ｈＣＧの作用によって黄体ホルモンの分泌が継続され、月経が起こらずに妊娠が継続されます。なお、このｈＣＧは妊娠検査で利用されています。尿中にｈＣＧがあるかどうかをみることで、妊娠を判定しています。

コラム　経口避妊薬（ピル）について

経口避妊薬（ピル）は人工的に合成された黄体ホルモンと卵胞ホルモンが含ま

れるホルモン製剤です。ピルを飲むことで、全身に2つのホルモンが循環し、脳の視床下部や下垂体に作用します。すると、脳では「もうこれ以上分泌する必要はない」と認識して、卵巣からの黄体ホルモンと卵胞ホルモンの分泌を抑えます。さらに、黄体ホルモンの働きにより、排卵や子宮内膜が厚くなるのを抑えます。

低用量ピルは避妊薬としてよく処方され、毎日決まった時間に服用する必要があります。月経困難症をはじめ、過多月経、月経不順、ニキビの治療にも使われます。とくに子宮内膜症に対する薬物治療では、低用量ピルがいちばん使われています（「子宮内膜症の治療②」61ページを参照）。

中用量ピルは低用量ピルよりも、黄体ホルモンと卵胞ホルモンの量が多くなっています。血栓症のリスクが高いため、長期間の服用はしません。避妊に失敗した場合に、妊娠を避けるために中用量ピルを服用します（緊急避妊法）。

卵胞ホルモン製剤の服用（黄体ホルモン併用なし）は子宮体がん発症の危険因

子となりますが（「子宮体がん発症の危険因子」111ページを参照）、長期間のピルの服用は子宮体がんのリスクを低下させるという報告があります。

基礎体温について理解を深めましょう

基礎体温とは、身体が安静な状態にある時の体温です。卵胞が大きくなっている卵胞期は低温で（低温期）、排卵後は黄体ホルモンの作用によって高温になります（高温期）。妊娠が成立しないと、黄体ホルモンが分泌されなくなるので、基礎体温が下がってきます。

図1に月経がある女性の基礎体温の典型的なパターンを示しています。通常の月経周期は25〜38日とされていますが、月経周期が45日や60日周期の人もいます。月経の周期の長さを決めるのは、原則的には低温期の長さになります。高温期は

誰でもほぼ一定です。つまり、月経周期が45日の人は、月経の初日から30日程度で排卵を起こしているのです。

オギノ式をご存知でしょうか？ いわゆる避妊法として知られていて、妊娠を望まない人は、排卵日周囲のセックスを避けましょうという考え方です。

これは、新潟の開業医である荻野久作先生（1882～1975年）の論文が基本となっています。荻野先生は医師である傍ら、排卵時期に関する研究を行っていました。明治時代、排卵がいつ起こるのかは解明されておらず、大きな学術的疑問となっていました。しかし、当時の研究者たちは、「月経初日から何日目に排卵するのか」ということを前提にして研究を進めていました。

ある時、荻野先生のところへ受診にきた患者さんが、「私は生理になる2週間前に必ずお腹が痛くなるのです」と訴えました。患者さんの言葉を聞いた荻野先生は、これまでとは逆転の発想で「月経後ではなく、月経の何日か前に（規則的に）排卵しているのではないか」ということに気づいたのです。

その後、荻野先生は、手術後に摘出した卵巣の病理学的な検査を行い、この「荻野学説」を提唱しました。この学説を提唱した論文の結論には、「排卵ノ時期ハ、豫定月経前第12日乃至第16日ノ5日間ナリ。換言スレバ卵子ガ授精セザル場合ニ於テハ排卵後第13日乃至第17日目ニ於テ月経は来潮スベシ。コノ時期ハ月経周期ノ長短ニヨリテ移動スルコトナシ」と述べられています。つまり女性の排卵期は月経の期間にかかわらず、次の月経の12日から16日前までの5日間であることが証明されたのです。この説を提唱した論文は最初に日本の学術誌に投稿されました。その後ドイツの医学雑誌でも発表され、世界中に知られることになります。

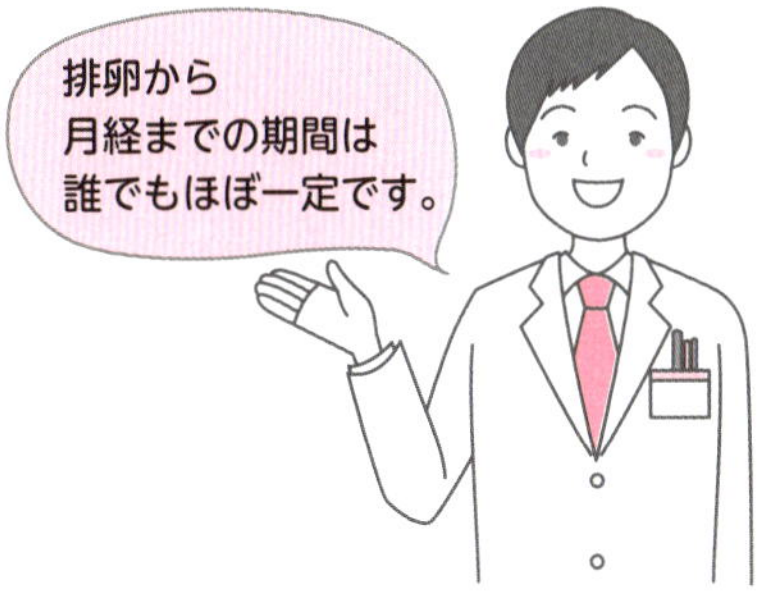
排卵から
月経までの期間は
誰でもほぼ一定です。

どうして月経が起こるのでしょうか（3つの仮説）

ところで、月経はなぜ起こるのでしょうか。医学生が学ぶ教科書では、月経は「古いベッド」と「新しいベッド」に例えられて説明されています。「妊娠が成立しなかった場合、子宮内膜（古いベッド）は、着床（妊娠）に適した新しい子宮内膜（新しいベッド）を作るため、剥離（壊れる）する」という考え方です。

現在では、月経が存在する理由として、つぎの3つの仮説が考えられています。

①衛生説

まずひとつめは「衛生説」です。月経によって女性の腟や子宮内の衛生状態が保たれるという考え方です。子宮内膜症では卵巣に古い血液がたまり、感染症が起こりやすくなります。これはバクテリアが血液に含まれる鉄分を好むことが原因として考えられています。しかし、月経によって、腟内や子宮内が衛生的に保たれているという直接的な根拠はありません。

②効率説

2つめは「効率説」です。受精卵の着床に備えるために肥厚した子宮内膜を再吸収するには、大きな代謝コストがかかります。そのため、捨ててしまった方が効率的という考え方です。しかし、月経がある動物はごく一部です。効率説では、ほかの多くの動物に月経がないことを説明できません。

③選別説

いまのところ、もっとも有力とされているのが、「選別説」です。遺伝的に不完全な受精卵が着床した場合に、子宮内膜を脱落させて月経を起こし、選別しているという仮説です。人の受精卵は遺伝的なエラーが非常に多いことが知られています。精子や受精卵の選別を容易にするために月経が備わったという考え方です。

いろいろな説が考えられていますが、いまのところは従来どおり、「月経＝汚いベッドをきれいにする」とイメージしていただければよいと思います。

コラム　月経がある動物

人以外で月経がある動物として知られているのは、アカゲザル、ニホンザル、コウモリ、トガリネズミです。コウモリやネズミにも月経があるとは驚きですね。これらの動物になぜ月経が存在するかについてはよくわかっていません。

犬でも出血がみられることがありますが、月経ではなく「発情出血（ヒート）」といわれるものです。犬は人とは違い、発情期に排卵します。その時期は、膣壁が浮腫状となり充血して、血液がにじみでてきます。これがヒートです。

月経困難症

「生理痛」ではなく「月経困難症」が正式名称です

月経困難症とは、月経期間中に随伴して起こる病的症状をいいます。下腹痛、腹痛、腹部膨満感、嘔気、頭痛、疲労、脱力感、食欲不振、イライラ、下痢および憂うつの順に多くみられ、日常生活に支障をきたすようなものとなっています。通常、無排卵性月経では月経困難症はみられません。

それではなぜ、月経の際に、お腹や頭が痛くなるのでしょうか。この痛みの原因は子宮内膜から分泌される「プロスタグランジン」という物質にあります。これは子宮の平滑筋を収縮させて月経をスムーズに行うために重要な物質で、陣痛促進剤にも使われています。しかし、下腹部痛や消化器症状、頭痛などを引き起こす原因にもなります。

20~39歳の月経がある女性1035人へのアンケート調査の結果、日常生活で月経の影響を受けている人は66・3%でした。(図2)。この年代は働き盛りの人でもあり、月経が日常生活に支障をきたすことにより、経済的損失も大きいと考えられます。しかし年齢が上がるにつれて、月経困難症を訴える人は減ってきます。

月経困難症は2種類あります

月経困難症には「機能性月経困難症」と「器質性月経困難症」の2つがあります。

まず、機能性月経困難症とは、子宮筋腫や子宮内膜症などの、原因となる病気がない場合を指します。これは初経後1~2年で発症することが多く、30歳までの

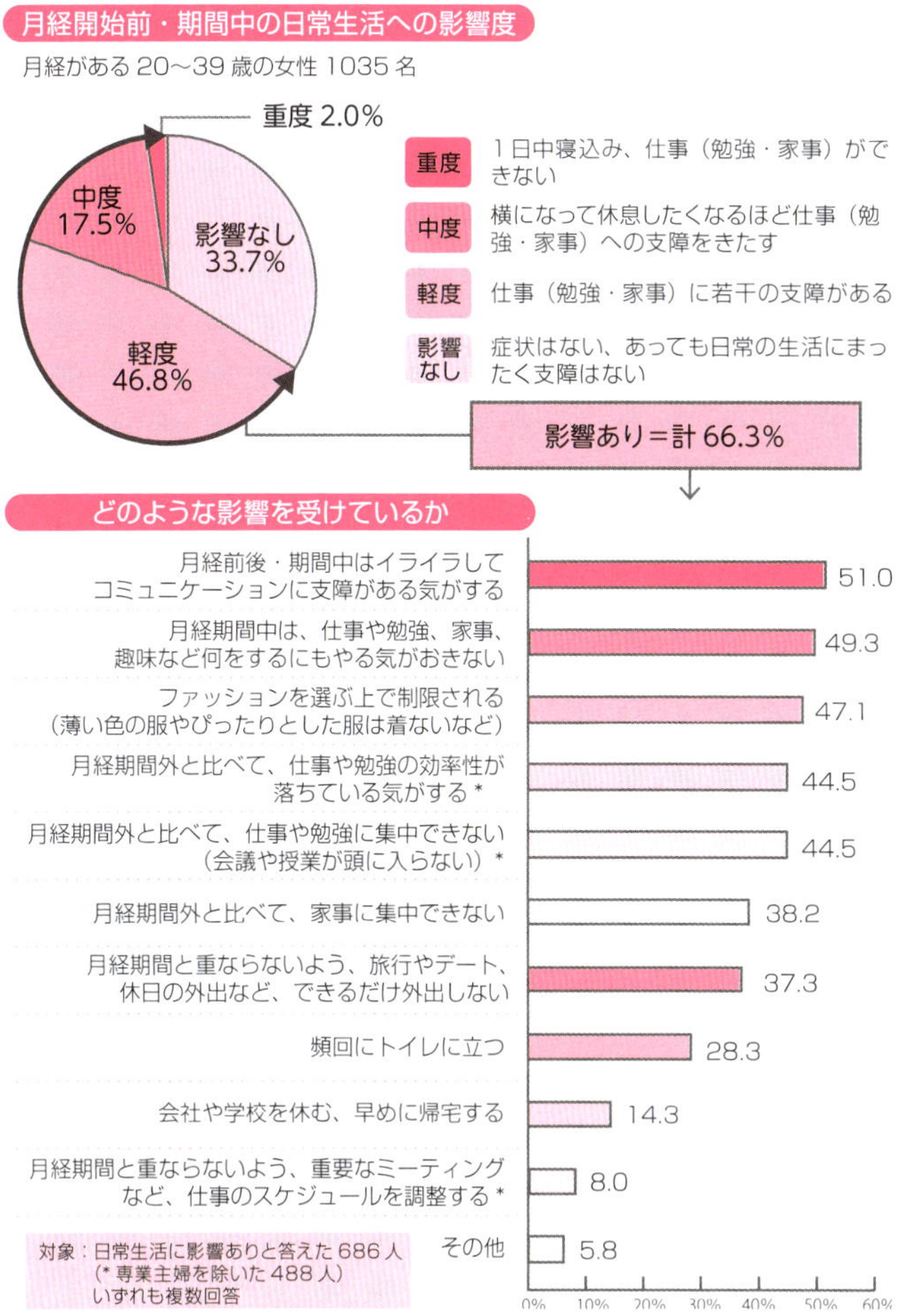

図2　月経が日常生活におよぼす影響

（バイエル薬品株式会社.一般女性を対象とした「子宮内膜症および月経マネジメントに関する意識・実態調査」News Release. 2018より）

若い女性に多くみられます。月経開始直前から痛みが始まり、痛みの持続時間は短く、月経量の減少とともに軽快することが多いです。

一方、器質性月経困難症とは、子宮筋腫、子宮内膜症、子宮奇形、子宮内異物などの原因となる病気がある場合で、30歳以降の女性に多くみられます。月経開始数日前から痛みが始まることが多く、痛みの持続時間は長いとされていて、場合によっては、月経終了後も痛みが続くこともあります。30歳以上の女性で月経困難症がみられる場合には、婦人科系の疾患が原因であると考えるのが一般的です。

このように、同じ月経困難症でも、年齢層によって原因が異なるのがポイントです。

機能性月経困難症となる原因について

機能性月経困難症の場合も、痛みの原因はプロスタグランジンです。若年の場合、子宮の頸管が狭く、月経血や組織をうまく排出できずに痛みを引き起こしている場合も多くあります。また、心理的なものによることもあります。

プロスタグランジンが原因の痛みは、非ステロイド性抗炎症薬（ＮＳＡＩＤｓ）という種類のお薬が効きます。代表的なＮＳＡＩＤｓ（アセチルサリチル酸、イブプロフェン、ロキソプロフェン、ジクロフェナク）は、薬局で購入することができます。

器質性月経困難症となる原因について

器質性月経困難症の痛みの原因は婦人科系の疾患にあります。たとえば子宮筋腫がある場合、子宮筋腫が大きくなるにつれて子宮内膜の面積も大きくなります。そうなると、プロスタグランジンの産生量が増加してしまい、痛みを引き起こします。

また、子宮筋腫が大きくなることにより、子宮頸管の出口が狭くなります。その結果、月経血や組織の排出がうまくいかなくなり、それが痛みにつながる場合もあります。

子宮内膜症では、卵巣と骨盤周囲の腹膜とのあいだに癒着ができてしまいます。月経時には癒着部分が引っ張られることにより、痛みを引き起こします。

このように、月経困難症は年齢によって原因が異なっています。しかし、年齢が若いからといって機能性月経困難症と決めつけてしまうのは危険です。最近、若い女性の間でも子宮内膜症が増えています（「子宮内膜症」50ページを参照）。月経困難症の症状が強い場合は、年齢に関係なく診察を受けることがとても大切です。

子宮筋腫

子宮にできる良性のコブ ～子宮筋腫～

子宮筋腫とは、簡単にいうと子宮にできる良性のコブ（結節）で、比較的多くの女性にみられます。40代でもっとも多く発見され、若年者でも増加傾向にあります。30歳以上では2～3割、40歳以上では4割の女性に存在するとされています。婦人科においてもっとも頻繁にみられる良性腫瘍です。コブがひとつの場合は「単発性子宮筋腫」、たくさんある場合は「多発性子宮筋腫」です。多発性の方が一般的で、後述の子宮内膜症と合併することが多いです。

私の今までの経験で、一番若い子宮筋腫の患者さんは中学生でした。月経痛がひどいということで受診してきたのですが、大きい子宮筋腫が見つかり、たいへん驚きました。それまで、この年齢の患者さんであれば、問診だけで、ピルや鎮痛剤の処方をしていました。しかし、若齢であっても、しっかり診察するべきであると考えた記憶があります。

子宮筋腫ができる部位はさまざまです

子宮筋腫は子宮のさまざまな部位にできます（図3）。いちばん多いものは「筋層内筋腫」といって、子宮の筋肉のなかにできるタイプです。これが子宮筋腫の60～70％を占めています。次に「有茎漿膜下筋腫」という、子宮の外側に飛び出すタイプがあります。これは全体の20～30％を占めています。

もっとも厄介なものは、粘膜下筋腫です。このタイプは筋腫が小さい場合でも月経困難症の症状が強く出てしまいます。

子宮筋腫の症状

子宮筋腫の症状には、過多月経、月経痛、不妊症や全身症状がありますす。このうちもっとも多いものは、月経の出血量が多くなる過多月経と月経痛です。それぞれを詳しく説明します。

まず、過多月経です。漿膜下筋腫の場合は、月経血の量が多くなり、

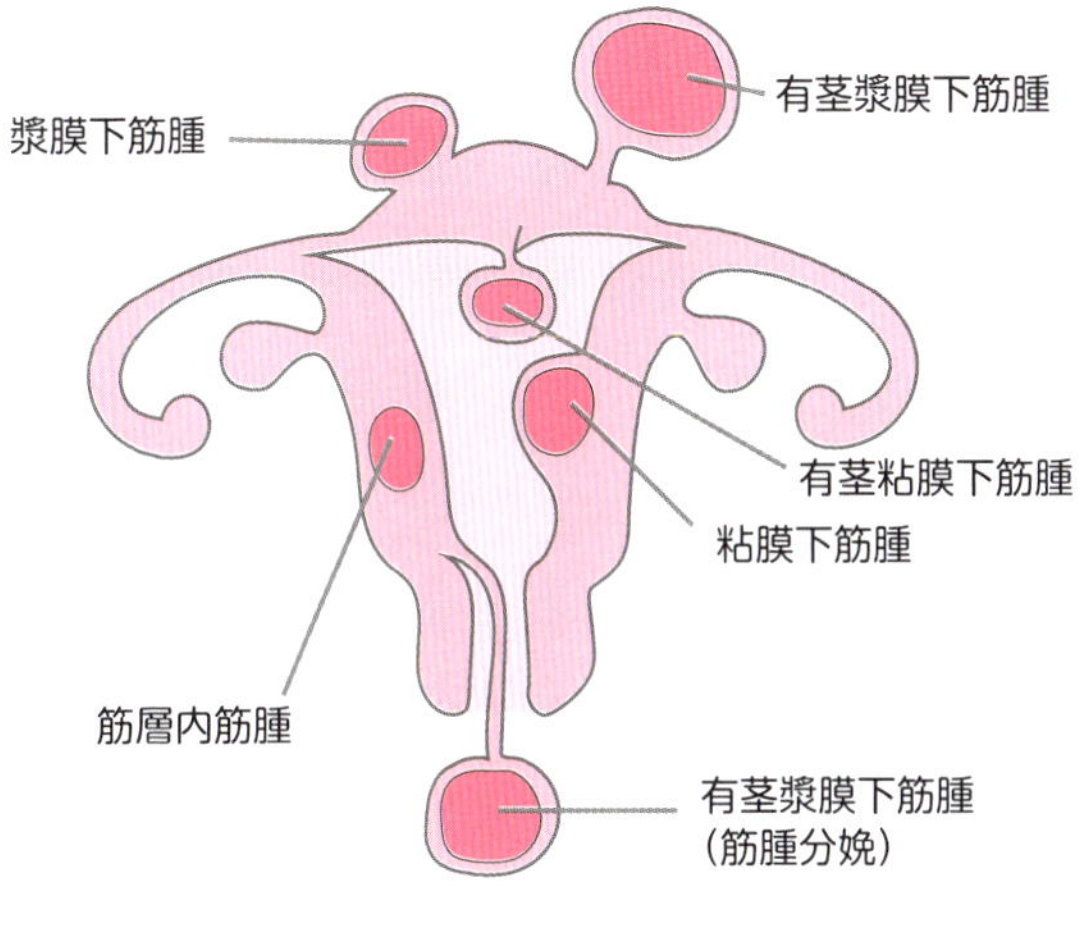

図3　子宮筋腫の発生部位別分類

月経期間も長くなります。2週間以上出血し続けるようなこともあり、ひどい場合はずっと出血した状態になります。過多月経が長期間に及ぶと慢性的な貧血になり、貧血になると、動悸や息切れ、全身倦怠感などの全身症状を呈することがあります。

月経痛もよくみられる症状です。とくに粘膜下筋腫では、月経痛が強くでることが多くみられます。筋腫がバクテリア感染を起こした場合や、血液の循環が悪くなり、コブが変性した場合は激痛を呈することがあります。また、子宮筋腫の患者さんのなかには、「夕方、疲れてくると下腹部がシュクシュク痛む」と訴える人が多くいます。

筋腫がある一定以上の大きさになると、子宮周辺の臓器へ圧迫症状がでる場合があります。膀胱への圧迫により、頻尿や排尿痛を引き起こし、ときには尿閉の原因になります。また、直腸などの腸管が圧迫され、便秘になることもあります。

子宮筋腫＝不妊症というのは間違いです。子宮筋腫は多くの女性がもっているものて、すべての患者さんが必ず不妊症になるわけではありません。しかし、ほかに不妊症となる原因がない場合には、子宮筋腫が原因となっている可能性を考えます。

たとえば子宮筋腫が存在すると、子宮の内腔が変化して、卵管狭窄を引き起こす場合があります。また、子宮内膜の血のめぐりが悪くなり、着床不備をきたす場合もあります。ただし、粘膜下筋腫は不妊症や流産の直接的な原因になると考えられています。

子宮筋腫の診断

子宮筋腫の診断方法は、内診、超音波検査、コン

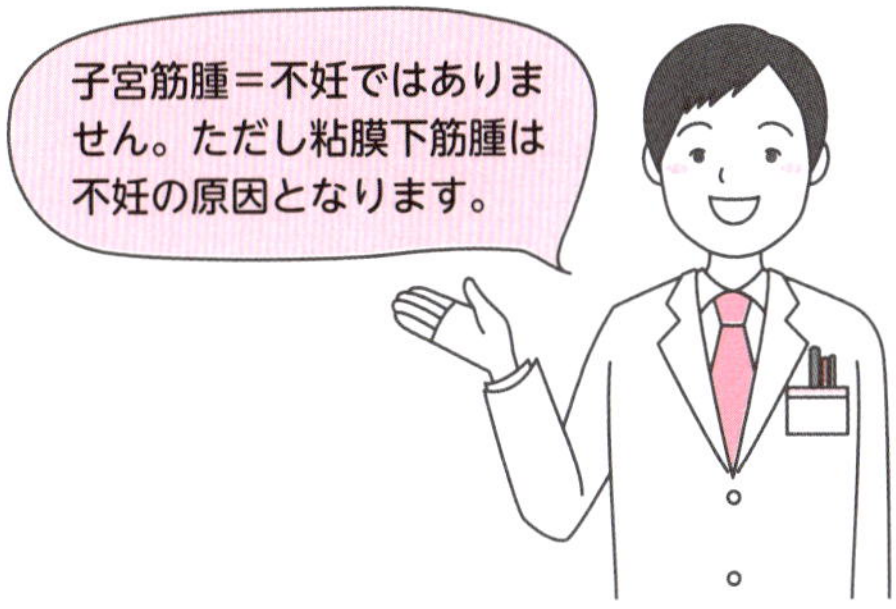
子宮筋腫＝不妊ではありません。ただし粘膜下筋腫は不妊の原因となります。

ピューター断層撮影（ＣＴ）、磁気共鳴画像（ＭＲＩ）などです。最近では、内診よりも超音波検査で見つかることが多くなりました。小さい筋腫の場合、お腹の上から超音波検査をしても見つけることができないので、腟から検査用の超音波プローブを挿入して確認します。その場合、１㎝くらいの大きさであればすぐにわかります。

診断の精度は、ＣＴよりもＭＲＩの方がよいとされています。図４はＭＲＩの画像です。ＭＲＩでは、境界線がとてもわかりやすいので、多数の筋腫が存在しているのがわかります。

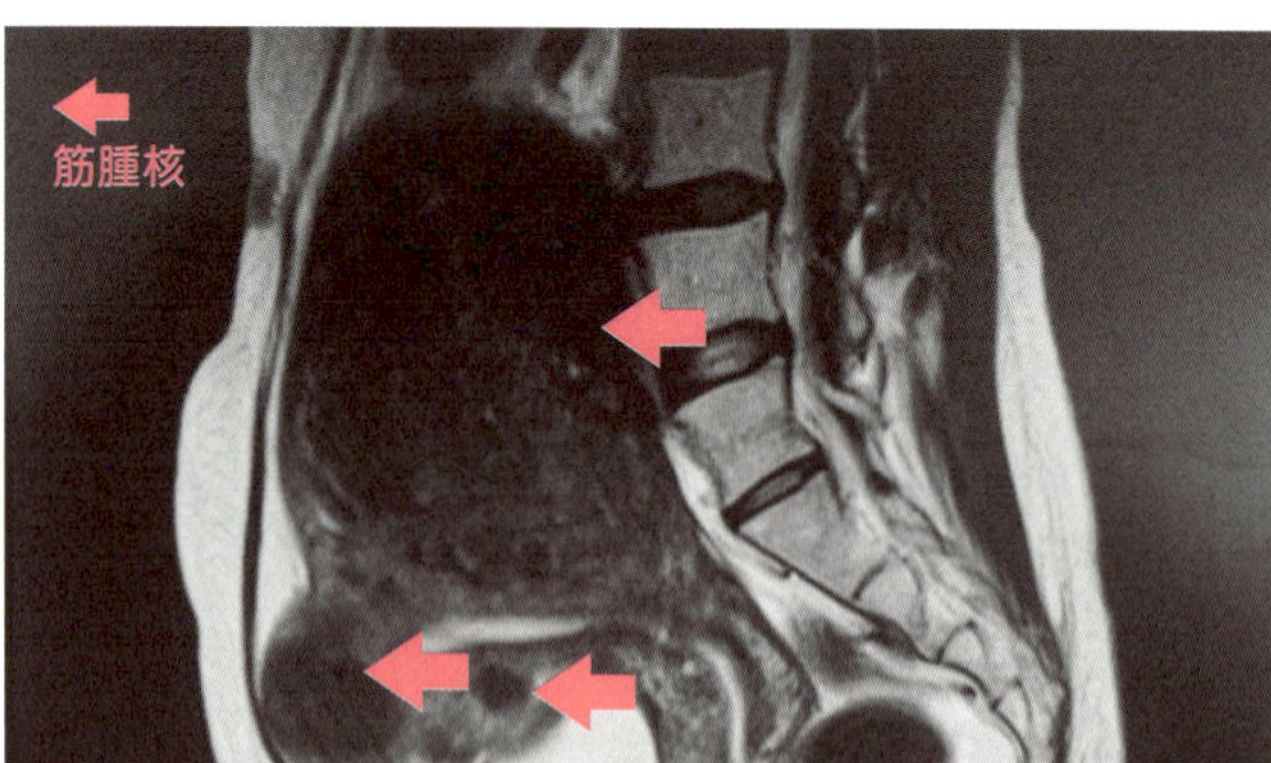

図4　MRIでみる筋層内筋腫

子宮筋腫になったらかならず手術が必要か

病院で子宮筋腫と診断されたからといって深刻になる必要はありません。子宮筋腫と診断された患者さんは経過観察となることが多く、手術が必要となる人はごく一部です。また、薬物治療という選択肢もあります。

どのような場合に手術を行うべきかについては、医師の考え方もさまざまです。もっとも重要なことは「手術をすることで患者さんにメリットがあるかどうか」ということです。手術をすれば身体に傷がつきますし、入院するのでお金と時間が必要です。そのようなデメリットと比較して、患者さんが得られるメリットが何か、ということをよく考えなければなりません。そして、それは患者さん自身にしか決めることはできません。

たとえば何も症状がなくても、患者さんが「こんなものが身体のなかにあるのは嫌だ」と感じるのであれば、手術をする十分な理由となります。

それでは、子宮筋腫の実際の治療についてみてみましょう。子宮筋腫は前述のとおり、日常生活に支障をきたすような場合にのみ治療の対象となります。子宮筋腫の治療法は大きくわけて4つになります（表1）。治療法は、貧血の程度、過多月経や月経痛などの症状の程度、子宮筋腫の大きさ、子宮筋腫の位置などによって決定します。また閉経後は結節が縮小するため、年齢も治療の参考となります。

手術療法	•単純子宮全摘術（腹式・腟式・腹腔鏡） •子宮筋腫核出術（開腹・腹腔鏡）
薬物療法	•偽閉経療法：GnRH アナログを用いて月経を止める •経口避妊薬：月経時の痛みや出血を和らげる
対症療法	•貧血に対して鉄剤を投与する •月経痛に対して痛み止め（NSAIDs）を投与する
最新の治療方法	•子宮動脈塞栓術（UAE） •集束超音波治療

表1　子宮筋腫の治療方法

子宮筋腫の治療について①手術療法

手術療法について解説します。子宮筋腫の治療のなかで、もっとも根治性が高いのは子宮を全部摘出する手術です。子宮全体を摘出すれば再発することはありません。ただし、患者さん本人が希望し、納得していることが重要です。術後は「子宮喪失感（月経がなくなってしまい、女性ではなくなってしまったと感じてしまう）」に対する精神的なケアも大切になってきます。

「今後妊娠をしたい」「子宮を残したい」と考えている人は、結節部分だけを取る核出術という方法があります。この方法は子宮が温存される利点がありますが、再発の可能性が2～3割とされています。また、子宮に傷がつくため、妊娠時（分娩時）に子宮破裂のリスクが生じることから、出産は原則的に帝王切開となります。患部を切ったり縫ったりすることが多いため、全摘出術よりも出血量が多くなります。このため、あらかじめ自分自身の血液を貯めておいて、手術に備えることもあります。

全摘出、核出術どちらの場合も、お腹を開く方法（腹式）と、お腹を切らないで内視鏡で行う方法があります。また、経産婦で、筋腫があまり大きくない場合は、膣から取ることも可能です。

子宮筋腫の治療について② 薬物療法

子宮筋腫は卵胞ホルモン、黄体ホルモンの作用で大きくなります。薬物療法では、この卵胞ホルモンの作用を抑え、閉経のような状態を作り出す、「偽閉経療法」というものがあります。ここで使う薬は性腺刺激ホルモン放出ホルモン（ＧｎＲＨ）アナログです（コラム「ＧｎＲＨアナログ」45ページを参照）。しかし、この薬は長く使用すると骨量が減ってしまうため、使える期間は最長でも6ヵ月です。

この治療は筋腫が大きくなるのを抑えることはできますが、筋腫をなくすことはできず、根治はしません。手術をする前に使って筋腫を小さくしたり、手術を予定している患者さんで貧血がある場合に使います。また、閉経が近くなってきている場合、この薬を使えばそのまま閉経します。閉経すれば症状が出ることはありません。

低用量のピルを使って経血の量を減らす治療もありますが、ピルによっては筋腫が大きくなる場合があるので注意が必要です。対症療法としては、貧血に対する鉄剤や、痛み止め（非ステロイド性抗炎症薬：ＮＳＡＩＤｓ）を使います。

コラム　GnRHアナログ

GnRHとは、脳の視床下部から分泌されるホルモンです。これが脳の下垂体を刺激し、下垂体ホルモン（卵胞刺激ホルモンと黄体形成ホルモン）が分泌されます。このホルモンが卵巣を刺激して、卵巣が卵胞ホルモンを分泌し、月経の準備が始まります。

GnRHアナログは、GnRHによく似た構造を持ち、GnRHよりも強力にGnRH受容体と結合します。通常よりも強い刺激を受けた受容体は、受容体の数を減らすことで刺激を調節します。つまり、このお薬を使用した患者さんは、下垂体への刺激が弱まり、卵巣からの卵胞ホルモン分泌が阻害され、偽閉経状態となります。

子宮筋腫の最新の治療法① 子宮動脈塞栓術

子宮動脈塞栓術（uterine arterial embolization：UAE）は、子宮の動脈にコルクやスポンジを入れて血流を遮断（塞栓）する方法で、保険適用となっています。

動脈を詰まらせることで、筋腫に養分や酸素が送られなくなり、筋腫が小さくなります。図5のように、足の付け根の血管からカテーテルを入れて治療します。経験的に、この方法がよく効く患者さんと、まったく効かない患者さんにはっきりわかれます。とくに、漿膜下筋腫の患者さんはこの治療が効かない場合が多いと感じています。

手術後、筋腫の大きさは、3ヵ月で約50%、1年後には約30%にまで縮小し、症状（過多月経、月経痛、貧血）も大変軽くなります。

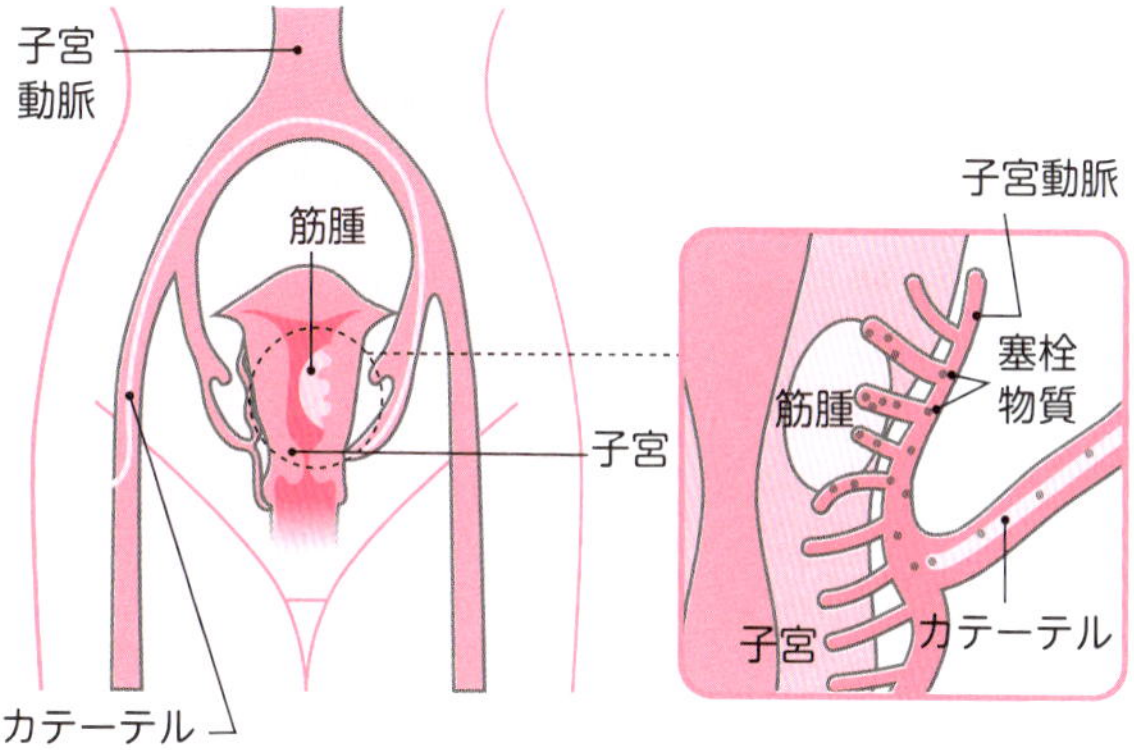

図5　子宮動脈塞栓術（UAE）

しかし、この手術は痛みが強く出てしまうことが特徴です。とくに手術直後は一時的に子宮への血流が途絶えるため、12時間くらい強い痛みがあります。ただし、上手にコントロールすれば、多くの人は翌日に自宅へ帰ることができ、1週間後には通常の生活に戻ることができます。

この手術は、「局部麻酔ができる」「お腹に傷ができない」「子宮の温存が可能」「筋腫の数や場所に左右されない」「癒着や再発がほとんどない」「少々の貧血でもできる」などのメリットがあります。一方で、組織検査ができないので、悪性の筋腫を見つけることができないというデメリットもあります。また、卵巣への血流の一部は子宮動脈から供給されているため、卵巣機能に影響を与えてしまいます。そのため、今後妊娠を予定している人には原則として実施しません。

また、この手術は、分娩時に出血が止まらない人に対して行うことがあります。以前は、出血が止まらない場合、子宮を摘出するしかありませんでした。しかし、近年では、この手術のおかげで子宮を摘出することはほとんどなくなりました。

子宮筋腫の最新の治療法②
集束超音波治療

集束超音波治療（ＦＵＳ）とは、２０００年から始まった、超音波のビームを筋腫に当てて焼灼する治療法です（図６）。お腹を切る必要がなく、痛みや副作用が少ないので日帰りの手術が可能です。２００４年に米国食品医薬品局（ＦＤＡ）の認可がおり、安全性が実証されています。

この治療にもメリット・デメリットがあります。メリットは痛みが少なく、術後の回復が早いことです。また、ホルモン治療中でも治療が可能になって

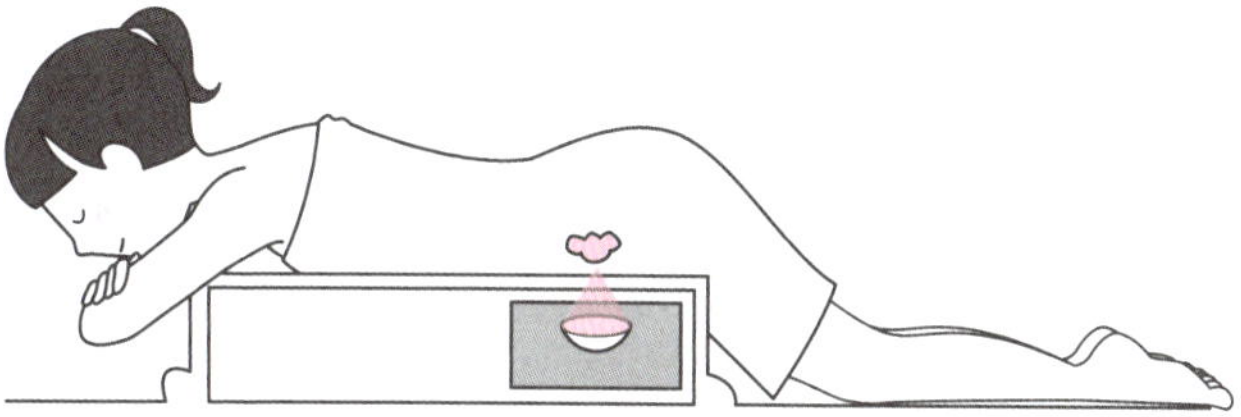

・FUS 装置の上に腹ばいの姿勢で治療します
・子宮筋腫にピンポイントで超音波が照射されます。

図6　集束超音波治療（FUS）

います。デメリットは保険適用ではないので、治療費が50～60万円と高いことです。また、適用の範囲が狭く、UAEと比較すると効果がやや弱いです。

子宮内膜症

近年、増加傾向にある子宮内膜症

ここからは、子宮内膜症について説明します。子宮内膜症は患者さんが増加傾向にあります。子宮内膜症は不妊症と大きく関わっているため、最近では子宮筋腫よりも子宮内膜症のほうが問題になっています。子宮内膜症が原因の不妊症は、私たち医師を悩ませています。

子宮内膜症は、「子宮内膜と類似した組織が子宮内腔（内膜層）以外の主として骨盤内臓器に増殖する疾患」と定義されている病気です。

通常、子宮内膜組織は子宮の内側にあり、月経周期に合わせて厚くなったりはがれたりしています。しかし、子宮内膜症では、卵巣や腹膜、子宮の筋肉のなかなど、子宮内膜以外の場所で子宮内膜組織に似た組織が発生し、炎症や癒着を引き起こします。子宮内膜組織と類似した組織ですので、卵胞ホルモンに反応します。病理学的には良性ですが、卵胞ホルモンに反応して、まるで「がん」のように増殖・浸潤します。周りの組織と強固な癒着をして、出血を繰り返しながら徐々に進行します。

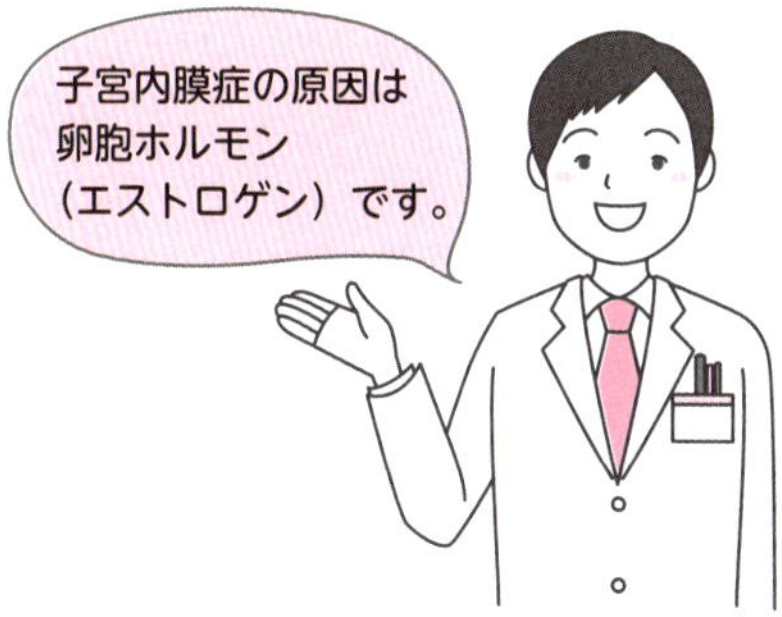
子宮内膜症の原因は
卵胞ホルモン
（エストロゲン）です。

生殖可能な女性の約10％にみられ、不妊症の患者さんの5割はこの病気だと考えられています。そして、月経困難症の原因にもなります。

それでは、子宮内膜症が増えている原因は何でしょうか。それは子宮が卵胞ホルモンにさらされる時間の長さと関係します。たとえば、私の祖母は、子供が9人います。子供が9人いると、妊娠、出産、授乳を繰り返すため、月経が来ることがありません。しかし、現代の女性は、初経が早い、閉経が遅い、妊娠しない、授乳しないという人が増えているため、昔の人と比べて、月経の回数がかなり増えています。つまり、卵胞ホルモンにさらされる時間がトータルで長くなっているのです。統計的にみても、月経の回数と子宮内膜症のかかりやすさは、比例しています。

子宮内膜症が発生する場所

子宮内膜症が発生するのは、おもに骨盤腔内の卵巣、卵管、ダグラス窩（直腸と子宮のあいだにあるくぼみ）です（図7）。また、卵巣にできた場合、そのなかに血液が溜まってくると「子宮内膜症性嚢胞」ができます。これは内容物が溶かしたチョコレートに似ていることから、「チョコレート嚢胞」とよばれています。

子宮内膜症は、骨盤腔内だけでなく、外側にもできることがあります。子宮内膜症の「特殊型」とよばれ、直腸、肺、おへそなどのいろいろな場所にできます。

出産の時に膣の入り口を切ることを

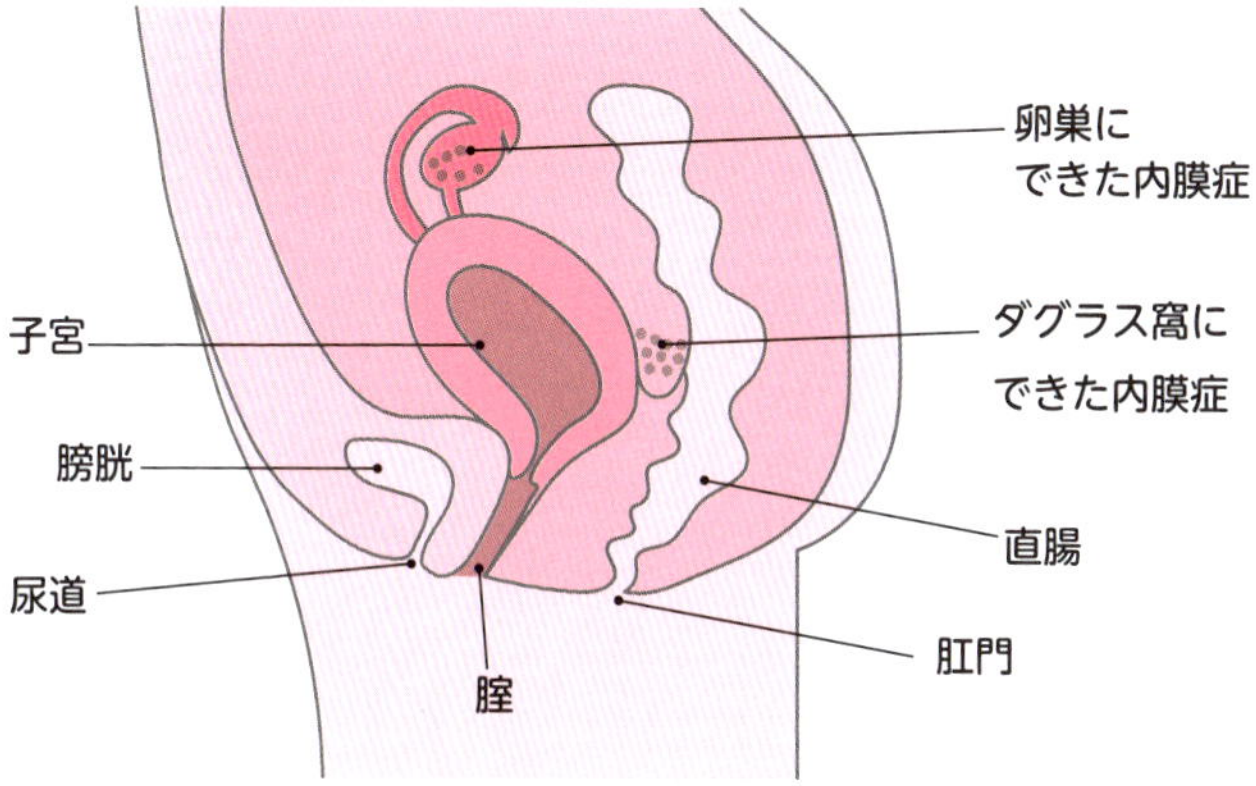

図7　子宮内膜症の発生部位

会陰切開といいますが、会陰切開や帝王切開の傷の部分にできることもあります。月経時は、この部分からも出血して痛みが引き起こります。

私の経験では、月経痛で来院した患者さんを詳しく検査すると、直腸に子宮内膜症ができていました。この患者さんは出産の希望がなかったので、直腸と子宮を全摘出しました。また、膀胱にできた患者さんもいます。この患者さんは膀胱炎のような症状を訴えていましたが、ホルモン治療で閉経させることにより、症状は治まっています。そのほかに、子宮内膜症が肺にできて、月経の時に気胸を起こしたり、脳にできたという報告もあります。

子宮内膜症の組織発生に関する学説

子宮内膜症の発生には、大きく2つの説があります。

ひとつは子宮の内膜が移植するという説で、2つめは体腔の上皮が化生（細胞の異常な分化）するという説です。

①子宮内膜組織に由来するもの（子宮内膜腹腔内逆流移植説など）

内膜様組織が、子宮内膜から移植してきたのではないかという説です。子宮内膜は、月経血として膣に流れ出てきますが、月経中に腹腔鏡でお腹のなかを覗いてみると、9割くらいの人で、月経血が卵管から腹腔内へ逆流しています。この説は、月経血と一緒に逆流した子宮内膜が腹腔内に付着し、そのまま増殖して子宮内膜症となるという考え方です。これは「子宮内膜腹腔内逆流移植説」とよばれています。

実際に、マウスを使った実験では、免疫不全（免疫機構をなくした）マウスに月経血を移植すると、内膜症様の組織が発生します。

そのほかに、「子宮内膜機械的移植説」「子宮内膜リンパ行性血行性転移説」「子宮内膜直接浸潤説」などがあります。

②子宮内膜以外の組織に由来するもの

代表的なものは、腹膜が何らかの原因で子宮内膜に変化し、子宮内膜症になる「体腔上皮化生説」です。この化生を誘導する因子として、月経血、卵巣から分泌されるホルモン、免疫細胞による刺激などの関与が考えられています。

いまのところ、①子宮内膜組織に由来する説が有力です。しかし、子宮がない人、月経が始まっていない人でも、子宮内膜症になったという報告があり、①の説だけでは説明できない部分があります。また、月経時に9割の人で月経血が逆流しているといわれていますが、全員が子宮内膜症になるわけではありません。

では子宮内膜症になる人とならない人の違いとは何でしょうか。最近の研究によると、子宮内膜症になりやすい体質が遺伝する可能性が報告されています。

たとえば、お腹のなかで逆流した月経血は、原則的には自分の免疫によって全部排除されます。しかし、その免疫機能がうまく働かない体質の場合、うまく排除することができません。また、子宮内膜症の発症のリスクが高くなる遺伝子型についての報告もあります。

しかし、子宮内膜以外の部分に内膜症ができてしまう例は、これまでの考え方では完全に説明ができません。現在では、さまざまな要因が、複合的に子宮内膜症の発生に関与していると考えられています。

子宮内膜症の症状

子宮内膜症にはさまざまな症状があります。1996年の日本子宮内膜症協会のアンケート調査では、もっとも多いのは月経痛で、約9割の患者さんにみられました。そのほか、月経時以外の下腹部痛が7割、腰痛や性交痛はそれぞれ5割です。また半数の患者さんが、不妊症を経験しています。子宮内膜症を原因とする不妊症は治療が非常に難しく、体外受精を行っても妊娠率は高くありません。

子宮内膜症の診断

子宮内膜症の診断は、超音波検査、MRI検査で行います。チョコレート嚢胞があった場合、超音波検査ではっきりと確認できます。しかし、子宮内膜症の初期病変は画像診断ではなかなかわかりません。そのため、子宮内膜症の診断では内診も大切です。子宮内膜症の患者さんは癒着があるため、膣に指を入れる内診の場合、指を動かすと痛みを感じます。さらに、血液中のCA-125とよばれる腫瘍マーカーが高くなるため、血液検査を行う場合もあります。

子宮内膜症の確定診断は腹腔鏡検査で行います。腹腔鏡検査とは、お臍の下に穴をあけて、腹腔鏡とよばれる内視鏡を差し込んで直接診断する方法です。ただし、この検査は身体への負担が大きく、入院も必要なため、子宮内膜症を強く疑わない限り、行いません。

子宮内膜症の治療方針

子宮内膜症治療における基本的な考え方として、まず確定診断をもとに、不妊症、疼痛、卵巣チョコレート嚢胞の3項目について十分に考慮します（図8）。そのうえで、無治療での経過観察、薬物療法、手術療法、不妊症に対する生殖補助医療技術（assisted reproductive technology：ART［68ページを参照］）のなかからもっとも適切な治療方針を選択します。その際、医師と患者さんとのあいだの十分な協議が大切です。子宮筋腫と同様に、子宮内膜症の治療も「患者さんがどうしたいか」を第一に

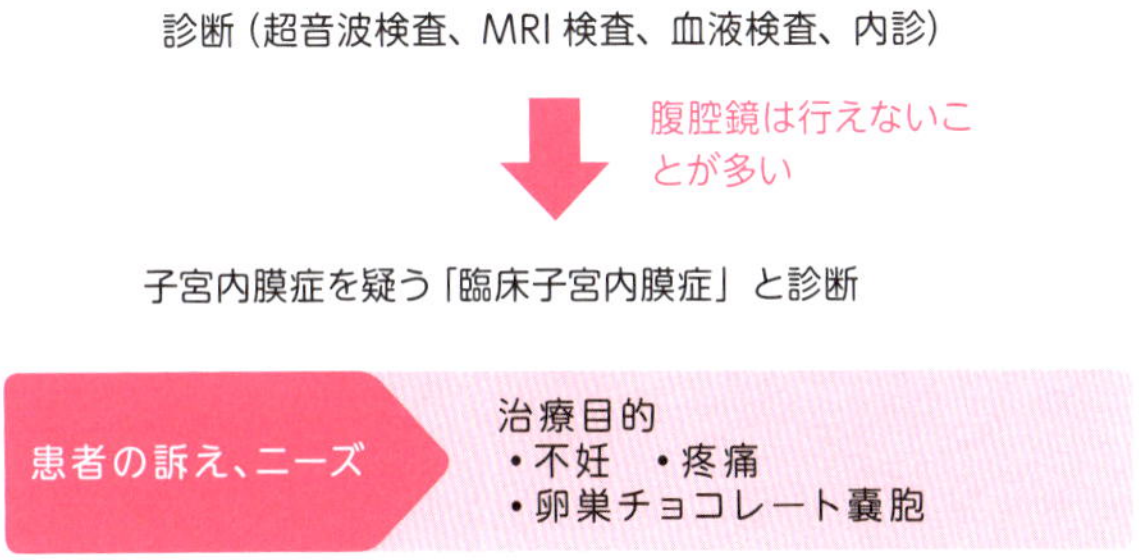

図8　子宮内膜症治療の基本的な考え方

考えます。それぞれの患者さんの背景が異なるため、すべてを総合的に判断して治療の方針を決めます。

子宮内膜症が原因の疼痛は、女性のquality of life（QOL）を著しく損ないます。疼痛に関しては、月経痛、非月経時慢性骨盤痛、性交痛の3つに分けて問診し、疼痛の種類、程度の評価は、visual analogue scale（VAS）を使用します（図9）。

子宮内膜症の治療①
卵巣チョコレート嚢胞の治療

卵巣チョコレート嚢胞の治療では、まずは嚢胞の大きさを考慮します（図10）。

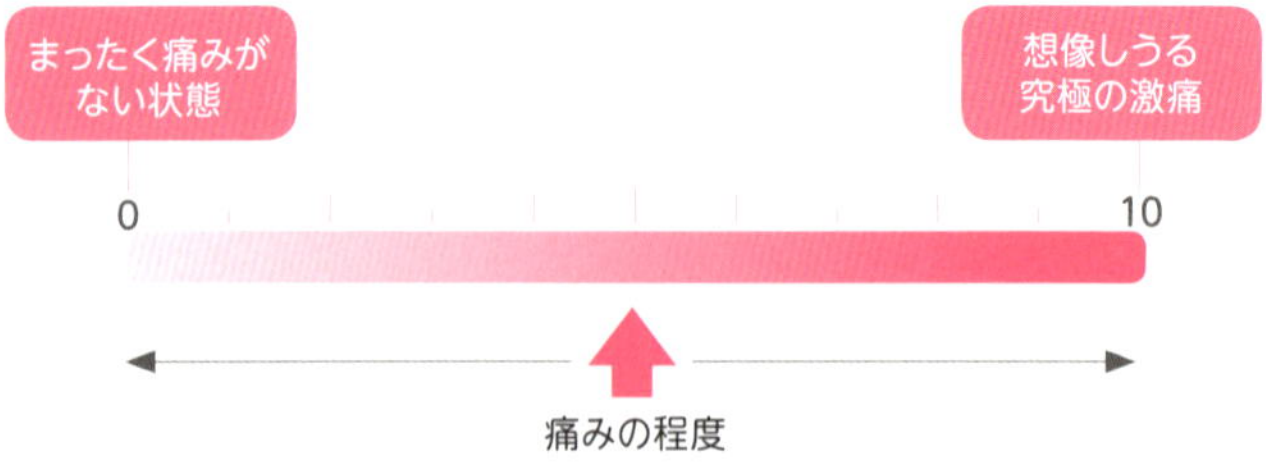

図9　VASによる子宮内膜症の疼痛評価

嚢胞が6～7cmくらいの場合は摘出を検討します。しかし、手術後に問題となるのは卵巣機能の低下です。卵巣チョコレート嚢胞は4、5割の患者さんで再発することが知られています。再発のたびに手術をすると、卵巣の機能がどんどん低下してしまい、結果的に閉経してしまうこともあります。そのため、20～30歳くらいの若い女性に対しては、手術をするかどうかをよく考えなくてはなりません。このように、実際には単純に大きさによって手術を決めることはなく、年齢、不妊症、疼痛などを考慮して、最終的な判断をします。

子宮内膜症の治療②　疼痛に対するホルモン治療

先ほど紹介したように、子宮内膜症ではさまざまな痛み（疼痛）が起こります（図9）。そして、子宮内膜症が原因と推測される疼痛に対しては、確定診断をせずに経験的に治療を開始することがあります。その場合はカウンセリング、適切な鎮

卵巣チョコレート囊胞の治療

	4 cm未満	4〜7 cm※	6〜10 cm未満※	10 cm以上
妊娠の希望があり、症状が軽い	経過観察	経過観察	囊胞摘出術	囊胞摘出術
不妊症 / 疼痛あり	囊胞摘出術または囊胞凝固 / 蒸散術	囊胞摘出術または囊胞凝固 / 蒸散術	囊胞摘出術	囊胞摘出術
妊娠の希望なし	経過観察	経過観察	卵巣摘出術または囊胞摘出術	卵巣摘出術
閉経後	経過観察	両側卵巣摘出術	両側卵巣摘出術	両側卵巣摘出術

卵巣チョコレート囊胞摘出術では、囊胞の大きさと患者の年齢、さらに不妊や疼痛という別の要因が加わって、最終的な決定要因となります。
（※範囲が重複しているのは基準が不明瞭なため）

図10　卵巣チョコレート囊胞の治療方針

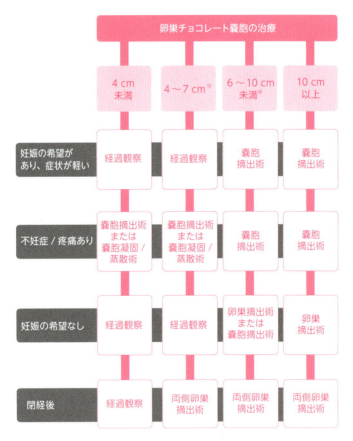

痛剤、栄養学的療法、黄体ホルモン製剤、経口避妊薬（ピル）を使用します。

治療でもっとも使用されるものは、低用量ピルです。低用量ピルは、人工的に合成された黄体ホルモンと卵胞ホルモンを合わせた薬で、毎日決まった時間に服用することで、排卵や子宮内膜が厚くなるのを抑えられます（コラム「経口避妊薬（ピル）について」21ページ）。その結果、プロスタグランジンの産生が抑えられて、月経困難症の症状を軽くすることができます。

黄体ホルモン製剤は黄体ホルモンのみの薬です。薬の効果は高いですが、高額なことが問題でした。しかし、２０１７年からはジェネリック医薬品が使えるようになりました。

子宮内に黄体ホルモンを放出する子宮内システムも選択肢のひとつです。これは３cm程度のT字型のデバイスに黄体ホルモンが付加されていて、子宮内に装着することで、その効果は最長で5年間持続します。以前は避妊薬として使われていましたが、子宮内膜症の症状（月経困難症）に対してもよく効く薬です。

子宮筋腫に対する「偽閉経療法」で使用するGnRHアナログも、子宮内膜症の治療に使われます。しかし、この薬剤は高額で副作用も多く、骨密度への悪影響が懸念されているため、使用期間は6ヵ月間と制限されています。GnRHアナログを6ヵ月間使用した後に、ピルに切り替えるような治療方法もあります。

今のところ、若い患者さんには低用量ピル、閉経が近い患

	長所	短所
偽妊娠療法（中用量ピル、低用量ピル）	・低価格 ・低エストロゲン作用がない ・投与終了後の排卵回復が早い	・病巣萎縮作用が弱い ・症状改善作用が弱い
ダナゾール（最近ではあまり使われない）	・不妊症治療に効果 ・子宮内膜症に対して、直接的な作用もある	・アンドロゲン作用（男性化、にきび、体重増加） ・不正出血が多い ・肝機能障害が起こる場合がある
GnRHアゴニスト	・アンドロゲン作用、肝機能障害、不正出血などの副作用が少ない	・長期間の投与が必要 ・低エストロゲン症状（顔面紅潮、骨減少）がある ・投与終了後の排卵回復が遅い

表2　子宮内膜症に対する内分泌療法の比較

（北脇城.産婦人科治療.2007:94(2):231-240より作表）

者さんにはデバイス、中間に位置する患者さんには黄体ホルモン製剤を選択することが多いです。表2のとおり、各薬剤には長所と短所があり、個々の患者さんの状態によって総合的に判断しています。

また、子宮内膜症は手術をしても再発の可能性が高いことが知られています。しかし、術後の低用量ピルの使用により、再発を予防することができます。埼玉医科大学病院では、原則として、術後に低用量ピルまたは黄体ホルモン製剤を使っています。

不妊症の原因となる子宮内膜症

子宮内膜症と不妊症との関連は深く、患者さんの50％に不妊症が合併するといわれます。また、精子検査、子宮卵管造影、排卵の検査などを行っても原因が不明の不妊症（機能性不妊症）の場合、腹腔鏡で検査をすると40～50％に子宮内膜症がみとめられます。

なぜ、子宮内膜症の患者さんは不妊症になるのでしょうか。簡単にいうと、子宮内膜症によりお腹のなかの環境が悪くなるためです。組織が癒着しているので卵管が閉塞しますし、お腹に溜まった腹水中には、活性化したマクロファージ（免疫細胞）が存在し、そこから分泌されるサイトカイン（生体内のシグナルを活性化させるタンパク質）や増殖因子（細胞の増殖を促すタンパク質）が、妊娠の成立を阻害してしまいます。具体的には、卵管の機能が悪くなる、卵子自体の質が悪くなる、精子に影響を及ぼすなど、さまざま影響が考えられます。

子宮内膜症が原因の不妊症患者の治療指針を図11に示します。子宮内膜症が原因の不妊症に対する治療は、手術療法、とくに腹腔鏡手術が有効です。ヨーロッパ生殖医学会（ＥＳＨＲＥ）の見解では、軽症から中等症の子宮内膜症の場合、妊娠

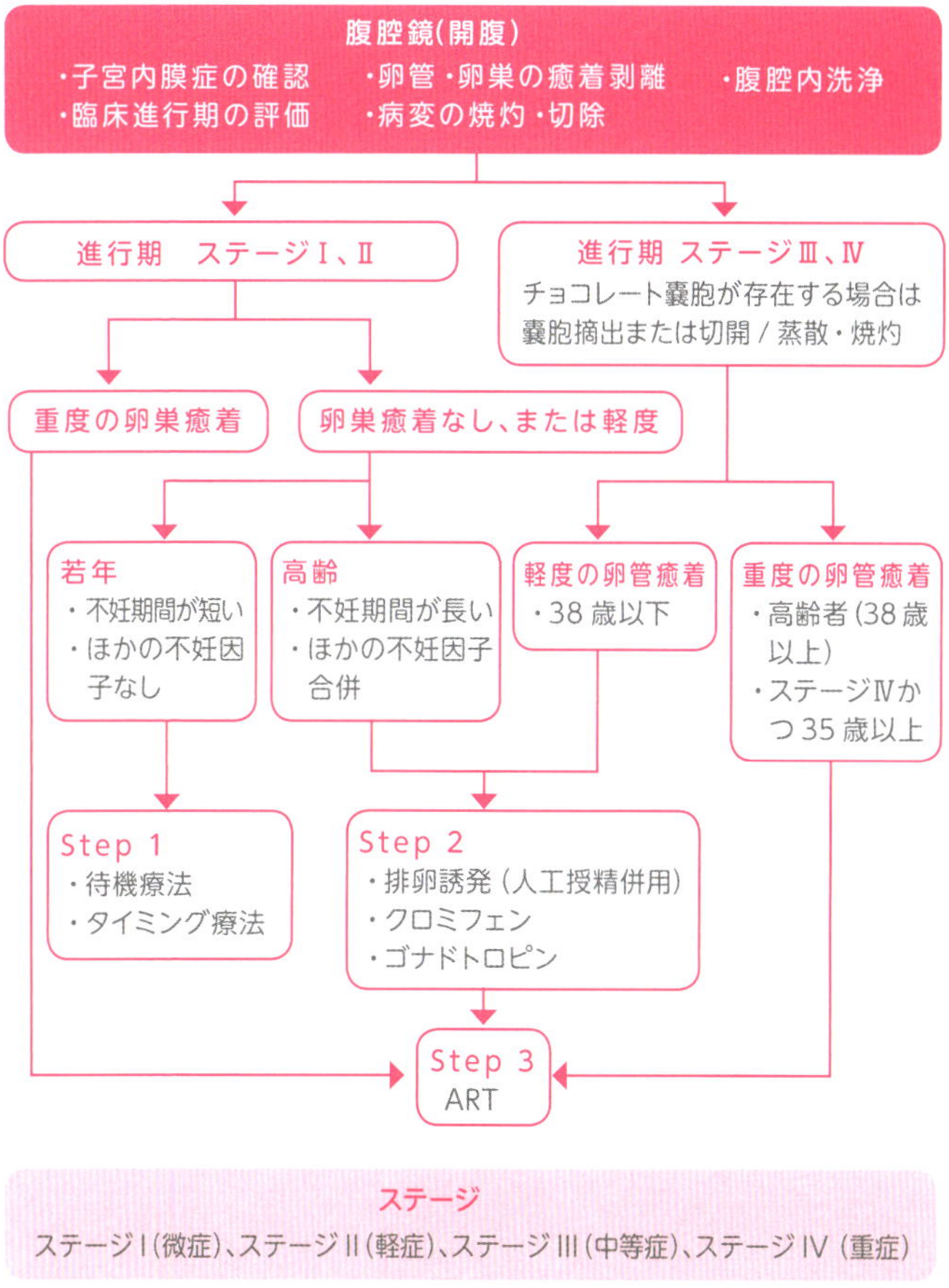

図11　子宮内膜症性不妊患者の治療指針

（日本産科婦人科学会編．子宮内膜症取り扱い規約　第2部第2版．2010、東京、金原出版より改変）

率を上げるために、病巣焼灼《しょうしゃく》と癒着剥離《ゆちゃくはくり》の両方が有効であるとされています。

長期間の不妊症であったり、35歳以上の女性でかつ軽度の子宮内膜症による不妊症の場合は、排卵誘発剤と人工授精を行う場合もあります。

以前は子宮内膜症が原因の不妊症に対してピルを使用したり、偽閉経療法で排卵を止める治療を行う場合がありました。しかし、現在ではそのような治療は意味がないことが明らかになっています。ただし、体外受精へ移行する前の、GnRHアナログを使った偽閉経療法は有効とされています。

生殖補助医療技術（assisted reproductive technology：ART）とは、卵子と精子を取り出し

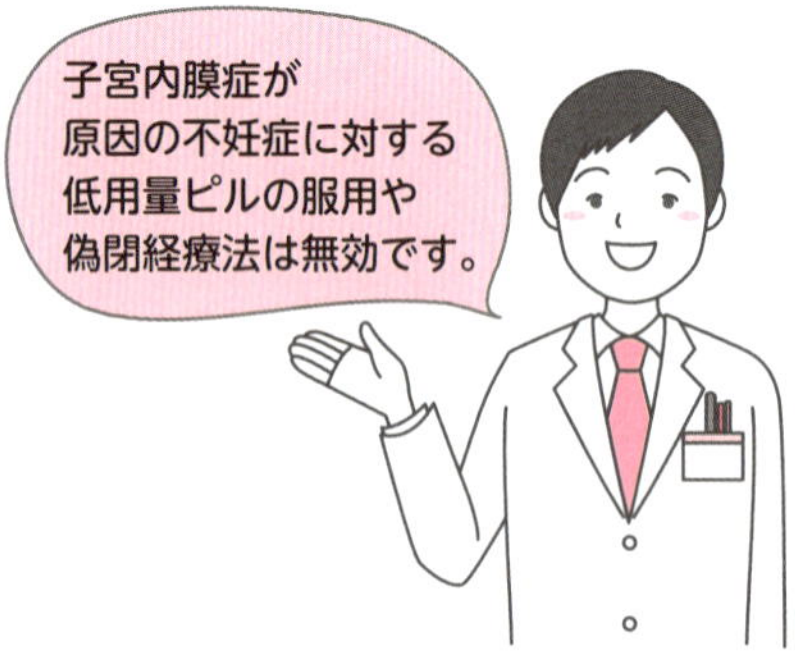
子宮内膜症が
原因の不妊症に対する
低用量ピルの服用や
偽閉経療法は無効です。

て、体外で受精させる技術です。前述の治療が有効でなかった場合に行います。

子宮内膜症とがん化

子宮内膜症には、不妊症に加えてもうひとつ、「卵巣のがん化」という大きな問題があります。子宮内膜症は良性の病気ですが、卵巣チョコレート嚢胞はまれにがん化することがあります。なかでもリスクが高いのは、「卵巣チョコレート嚢胞のサイズが大きい人」と「年齢の高い人」です。

また、次のような場合はがん化しやすく、手術を受けるほうがよいとされています。意外に思えますが、発がん時には、それまであった月経困難症や月経痛が消

● がん化の危険性が高い子宮内膜症の病態

・45歳以上の閉経した患者で囊胞の最大径が10cm以上
・チョコレート囊胞が増大傾向である
・画像診断で壁に凸凹した不整や隆起した病変が確認された
・血液検査でCA125（血液中の腫瘍マーカー）が上昇してきた
・チョコレート囊胞が発見された時点での月経困難症が、ほとんど消失した

大きさ	20代	30代	40代	50代	計
10 cm以上	2	4	6	7	19
～9 cm	0	1	5	5	11
～8 cm	0	0	0	5	5
～7 cm	0	0	2	5	7
～6 cm	0	0	0	4	4
～5 cm	0	0	0	0	0
～4 cm	0	0	0	0	0
4 cm未満	0	0	0	0	0
計	2	5	13	26	46

表3　卵巣がんが発生した46症例の年齢と腫瘍の大きさ
（小林 浩. 日本産科婦人科医会報2005：57（1）；10-11より）

失するようです。このようなことから、月経痛が急に軽くなった場合は注意しなければなりません。

実際に、静岡県の大規模調査のデータを見ても、腫瘍が大きく、年齢が高いほど、卵巣がんの発生が多い傾向がみられました（表3）。埼玉医科大学でも、このようなケースでは、患者さんに手術を受けることを勧めています。

子宮腺筋症

子宮腺筋症を知っていますか？

子宮腺筋症とは、なんらかの原因により子宮内膜様組織が子宮筋層内に直接浸潤し、卵胞ホルモン依存性に増殖する病気です。子宮内膜症では、子宮内膜様組織が子宮以外の臓器にできますが、子宮腺筋症では子宮の筋肉のなか（筋層）にできます。以前は、子宮腺筋症は子宮内膜症のひとつの病型と考えられていて、内性子宮内膜症とよばれる時期もありましたが、近年は独立した疾患名となりました（表4）。患者さんがもっとも多い年代は、30代後半～40代の経産婦です。しかし最近

<table>
<tr><th colspan="2"></th><th>子宮腺筋症</th><th>子宮内膜症</th></tr>
<tr><td colspan="2">病態</td><td>子宮内膜様組織が子宮筋層内に直接浸潤し、周囲筋層の炎症性腫大をきたす</td><td>子宮の内腔面以外の場所で子宮内膜様組織が生じ、炎症をきたしたり、月経のたびに増殖を繰り返したりする</td></tr>
<tr><td colspan="2">好発年齢</td><td>30代後半～40代・経産婦
※近年は晩婚化・晩産化の影響もあって、20～30代前半の未産婦にも増えている</td><td>20～30代・未産婦</td></tr>
<tr><td rowspan="3">おもな症状</td><td>月経痛</td><td>月経を重ねるたびに増強する（子宮内膜症よりも強い）</td><td>月経を重ねるたびに増強する</td></tr>
<tr><td>過多月経・貧血</td><td>伴う</td><td>伴いにくい</td></tr>
<tr><td>不妊</td><td>少ない
※子宮腺筋症と不妊の関連性は示されてはいない</td><td>多い</td></tr>
</table>

子宮腺筋症は、子宮内膜症の病型のひとつ考えられ、内性子宮内膜症とよばれてきました。
しかし近年、独立した疾患名として子宮腺筋症と呼称されています。

表4　子宮腺筋症と子宮内膜症の比較

（医療情報科学研究所編.病気がみえるvol. 9：婦人科・乳腺外科. 2013、東京、メディックメディアより作表）

では、ＭＲＩなどの画像診断装置の発達・普及により、以前より正確に診断できるようになり、20～30代前半の未産婦の患者さんも増えています。おもな症状は、月経困難症、骨盤痛、過多月経、過多月経に伴う貧血です。基本的に、子宮内膜症では過多月経は起こりませんが、子宮腺筋症では症状のひとつにあげられます。

　子宮腺筋症は子宮筋腫と症状が似ていますが、病態は異なります。子宮筋腫では、正常な部分とコブの部分がはっきり分かれていますが、典型的な子宮腺筋症ではたくさんの小さな病変が筋層内に広がり、

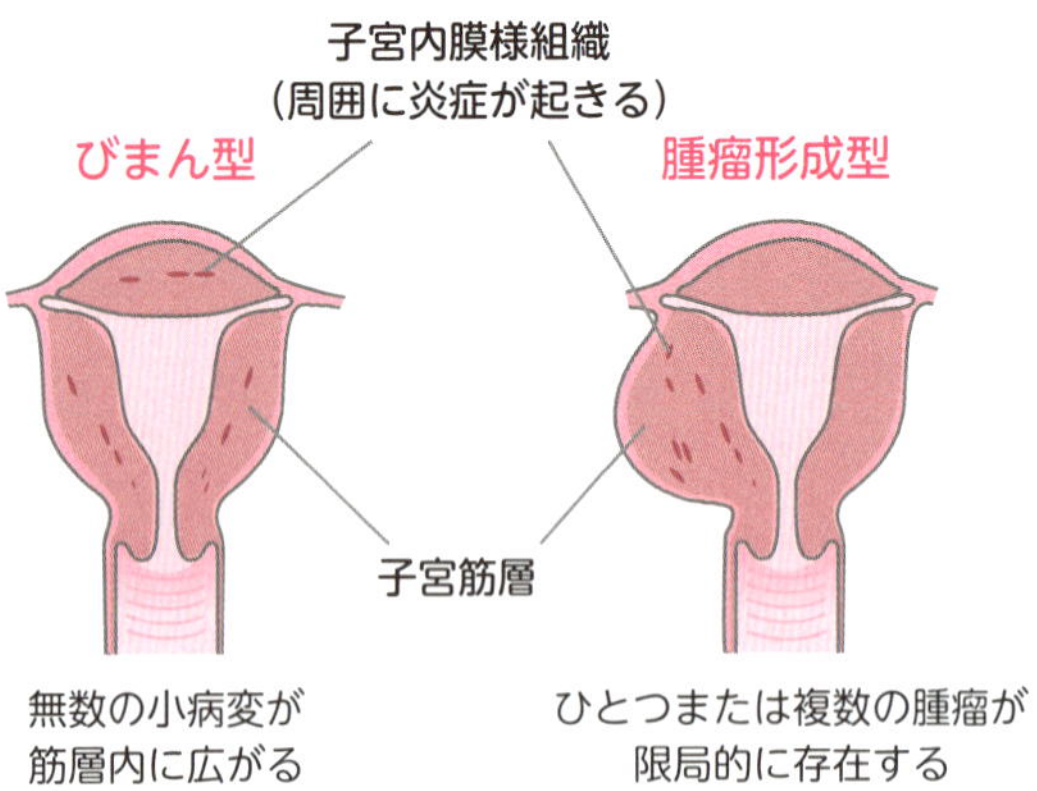

図12　子宮腺筋症の病態分類

全体的に大きくなります（びまん型）。ただし、一部にはひとつまたは複数のコブが限局的にできるタイプもあります（腫瘤形成型）（図12）。

子宮腺筋症の診断

子宮腺筋症は子宮筋腫と合併することが多いうえに、症状が似ているため、子宮筋腫との鑑別が重要です。確定診断には針生検で採取した子宮腺筋症組織の病理学的診断が必要ですが、日常診療では、問診、内診所見、超音波検査・MRI、腫瘍マーカーの4つの方法を組み合わせて診断します。このなかで子宮腺筋症を確実に診断できる検査は、超音波検査とMRIです。超音波検査の場合、子宮筋腫では筋腫の部分が丸く見えますが、子宮腺筋症は子宮が分厚くなっています。また、MRIでは、子宮腺筋症、子宮筋腫、子宮内膜症をはっきりと区別することができます。

子宮腺筋症と診断されたら、次に出産の希望があるかどうかを確認します。出産を望んでいる場合は薬物治療などによる保存療法、望んでいなければ子宮全摘術による根治療法となります。

子宮腺筋症も不妊症の原因となります

子宮腺筋症は不妊症を引き起こすと考えられています。不妊症となる原因は、いくつかのメカニズムが考えられていて、機械的因子と内分泌学的因子に大別されます（表5）。機械的因子とは、子宮内膜の構造的な異常です。とくに子宮内膜のすぐ下にある筋層（Junctional Zone）に異常があると、子宮壁の筋肉の動きや精子輸送能が障害され、それが不妊症につながると考えられています。

もうひとつの内分泌学的因子とは、ホルモン異常などを指します。部分的に卵胞ホルモンやプロスタグランジンが多くなる、黄体ホルモンが十分に機能しなくなる、免疫細胞が活性化するなどの要因により、不妊症になると考えられています。

また、卵子提供を受けた子宮腺筋症の患者さんについて調べた研究からは、子宮腺筋症は、流産率と生産率には影響するが、着床には影響しないという報告があります。さらに、子宮腺筋症により体外受精の成績が低下するとの報告もあります。

子宮筋腫、子宮内膜症、子宮腺筋症の臨床症状の比較を表6に示します。子宮筋腫は月経困難症や不妊症の頻度は少なく、過多月経は多くみられます。子宮内膜症では、月経困難症や慢性骨盤痛が多く、

内分泌学的因子
子宮内膜の変化 ・免疫細胞の活性化 ・一酸化窒素の過剰発現
部分的な高エストロゲン状態 ・腺筋症病巣、子宮内膜における部分的なエストロゲンの産生
プロスタグランジンの産生亢進 ・腺筋症病巣、子宮内膜における部分的なプロスタグランジン産生
機械的因子
筋層の構造的な異常

表5　子宮腺筋症が不妊の原因となるメカニズム

さらに不妊症やがん化の原因にもなります。子宮腺筋症は、月経困難症や慢性骨盤痛が多くみられます。いずれの場合も、「いつもと違う」と感じることがあったら、すぐに病院に行きましょう。

	子宮筋腫	子宮内膜症	子宮腺筋症
月経困難症	+	+++	+++
慢性骨盤痛	+	+++	+++
過多月経	+++		++
圧迫症状	++		+
不妊	+	+++	++
流早産	+		+
悪性化	+	+++	++

表中の空欄、+、++、+++：疾患ごとに症状程度を相対的に表した

表6　子宮筋腫、子宮内膜症、子宮腺筋症の臨床症状の比較

（百枝幹雄、女性のライフステージからみた子宮筋腫・子宮内膜病・子宮腺筋症
百枝幹雄編．子宮筋腫・子宮内膜症・子宮腺筋症診療マニュアル．2013、診断と治療社より）

おぼえておいてほしいこと

・月経困難症には機能性月経困難症と器質性月経困難症があります。
・子宮筋腫は40代の女性の3～4割にみられ、症状が強い場合のみ治療します。
・子宮内膜症の患者さんは増加しています。20歳前後の若年でも、月経困難症がある場合は子宮内膜症を疑います。
・子宮内膜症が原因の不妊症に対して、ピルの服用や偽閉経療法は意味がありません。

第二章

子宮のがんと検診のおはなし

三輪 真唯子

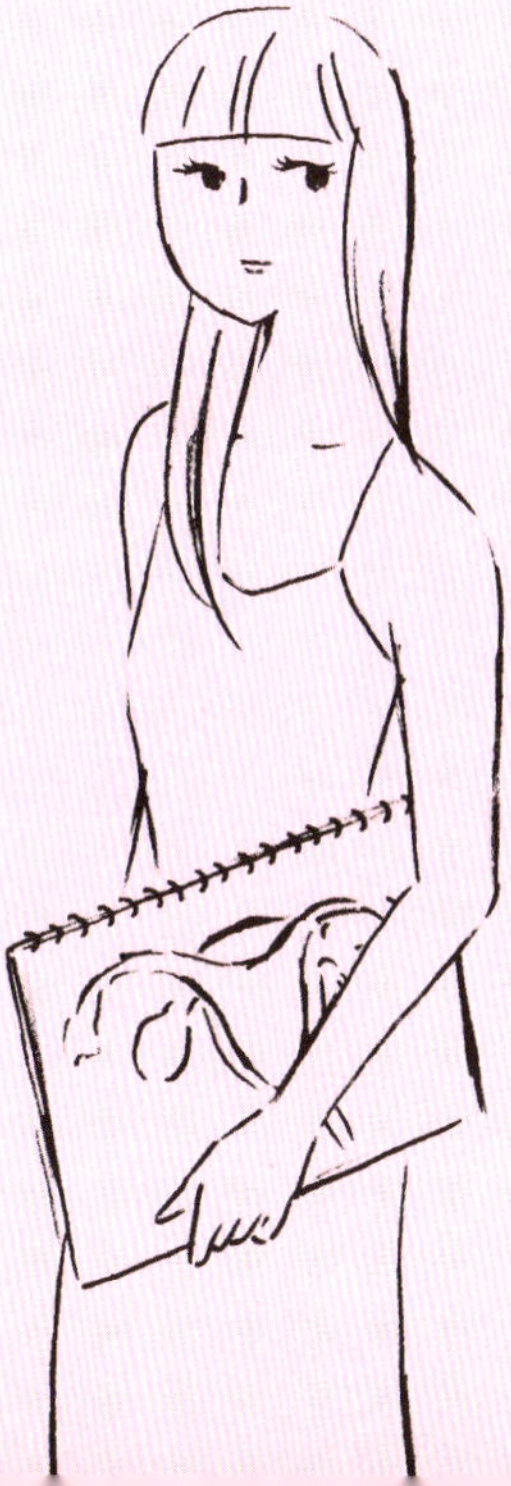

子宮のがんには大きく分けて「子宮頸がん」と「子宮体がん」の2つがあります。本章では、子宮の構造や日本人の子宮がんの実際を統計から読み解きます。また、この2つのがんがどのような病気か、そしてどのような治療が行われるかについて説明します。次に、子宮頸がん検診の大切さをお伝えします。子宮頸がんはがんになる前段階の状態（前がん病変）の期間が長いため、早期に発見して治療に結び付けることができます。そのためには、定期的な検診が必要です。

また、子宮体がんは、超音波検査で子宮内膜の厚みに異常が見られた場合や、不正出血で受診された場合に適切に検診を行うことで早期に発見することが可能です。

子宮頸がん、子宮体がんのいずれについても、検診により早期発見・治療することがとても大切です。

子宮のがんのおはなし

子宮について理解を深めましょう

子宮は下腹部にある袋のような器官です。骨盤に囲まれた部分にあり、長さは7㎝くらいです。子宮の下につながっている腟は身体の出口になっています。子宮の両側にある卵巣は卵子を作り出す器官で、卵胞ホルモン（エストロゲン）、黄体ホルモン（プロゲステロン）を分泌することで女性の身体を調節しています（「月経が起こるメカニズムについて」18ページを参照）。卵巣と子宮の間には卵管があり、卵巣から排卵された卵子の通り道となっています。

子宮をもう少し細かくみてみましょう。子宮は入り口の狭い部分を「子宮頸部」、奥を「子宮体部」とよびます。そして、それぞれにできるがんが、「子宮頸がん」と「子宮体がん」で（図1）、この2つのがんをまとめて、「子宮がん」とよんでいます。

日本人の子宮がんの実際

日本人に子宮がんの患者さんはどのくらいいるのでしょうか。いま、日本人の2人に1人ががんになる時代と

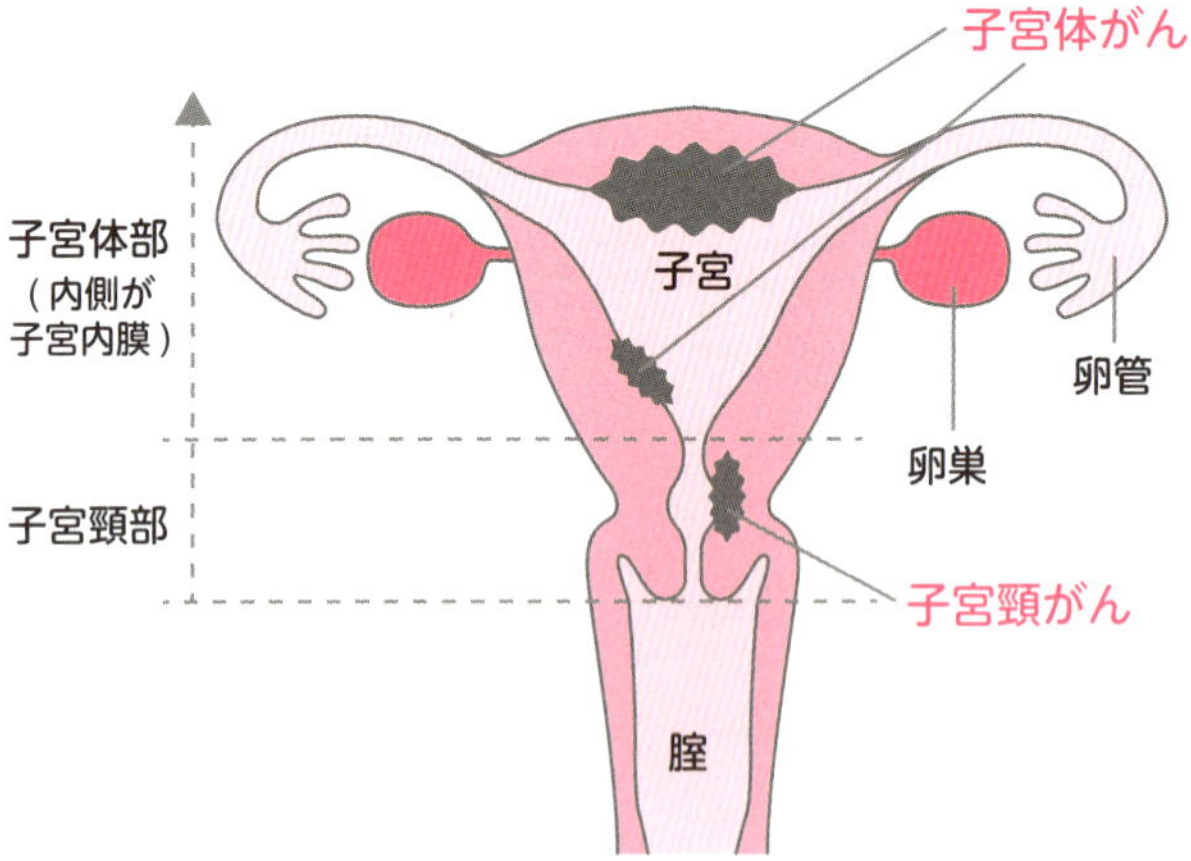

図1　子宮の構造と子宮がんができる部位

いわれています。日本人のがんに関する統計を読み解きながら、子宮がんの実態をみてみましょう。

生涯、がんで死亡する確率は、男性が4人に1人、女性が6人に1人となっています。女性では大腸がん・肺がんで死亡する人がもっとも多く、それぞれ約2%となっています。子宮がんでは0・7%（子宮頸がん0・3%、子宮体がん0・3%）となっていて、それほど高い割合ではありません。また、卵巣がんは0・5%となっています。

実際の数値を見てみましょう。図2は2017年の部位別のがんによる死亡数を示しています。1年間に5321人の女性が、子宮がんが原因で死亡しています。

次に年齢別のがん死亡数割合を見てみましょう（図3）。これは、40歳以上の女性について、どの種類のがんが原因で死亡したかを年代別に示したグラフです。年代が若いほど、子宮がん・卵巣がん・乳がんで死亡する人の割合が高い傾向にあ

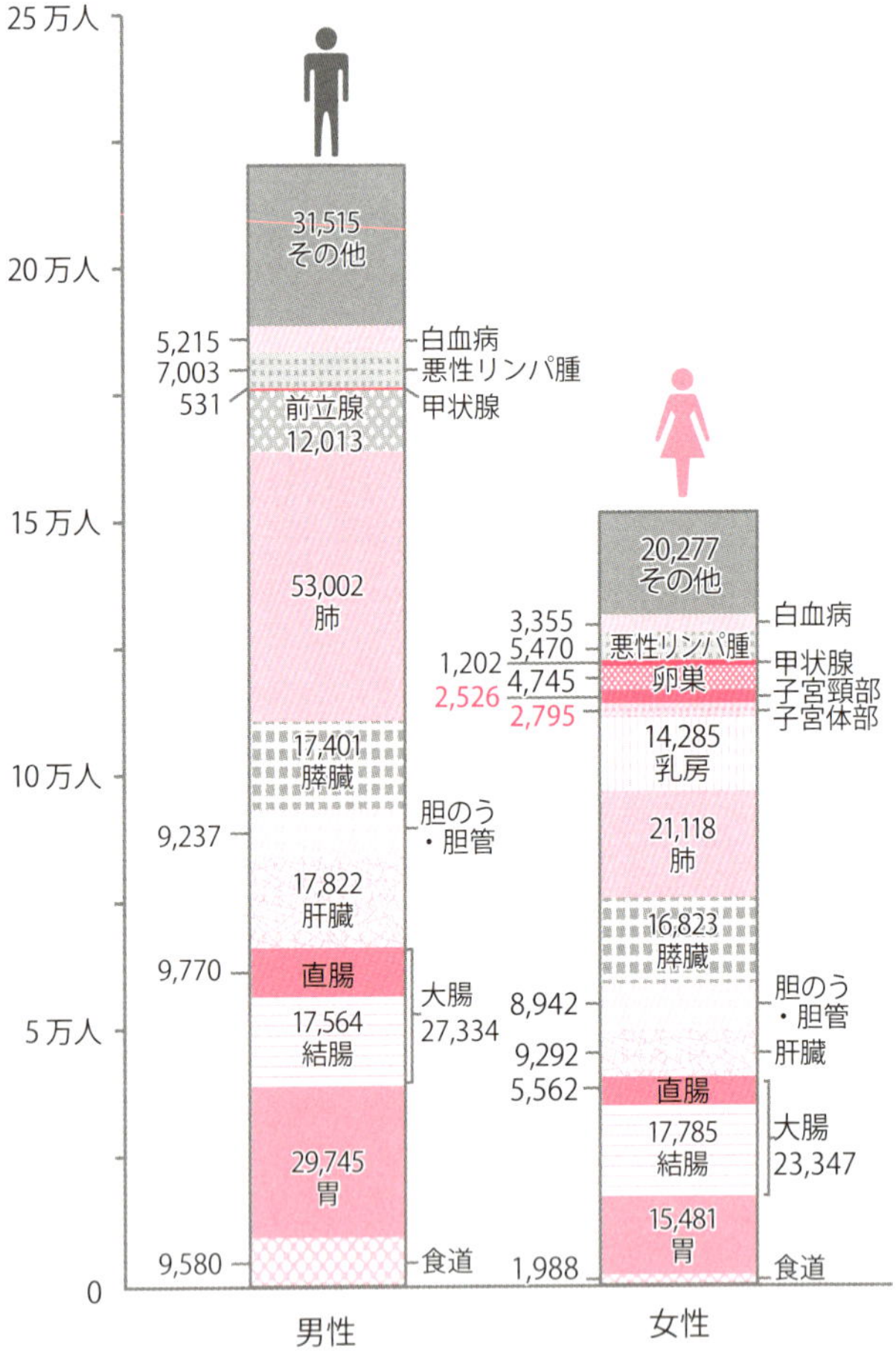

図2　部位別がんの死亡数（2017年）

（国立がん研究センターがん情報サービス　がん登録・統計より）

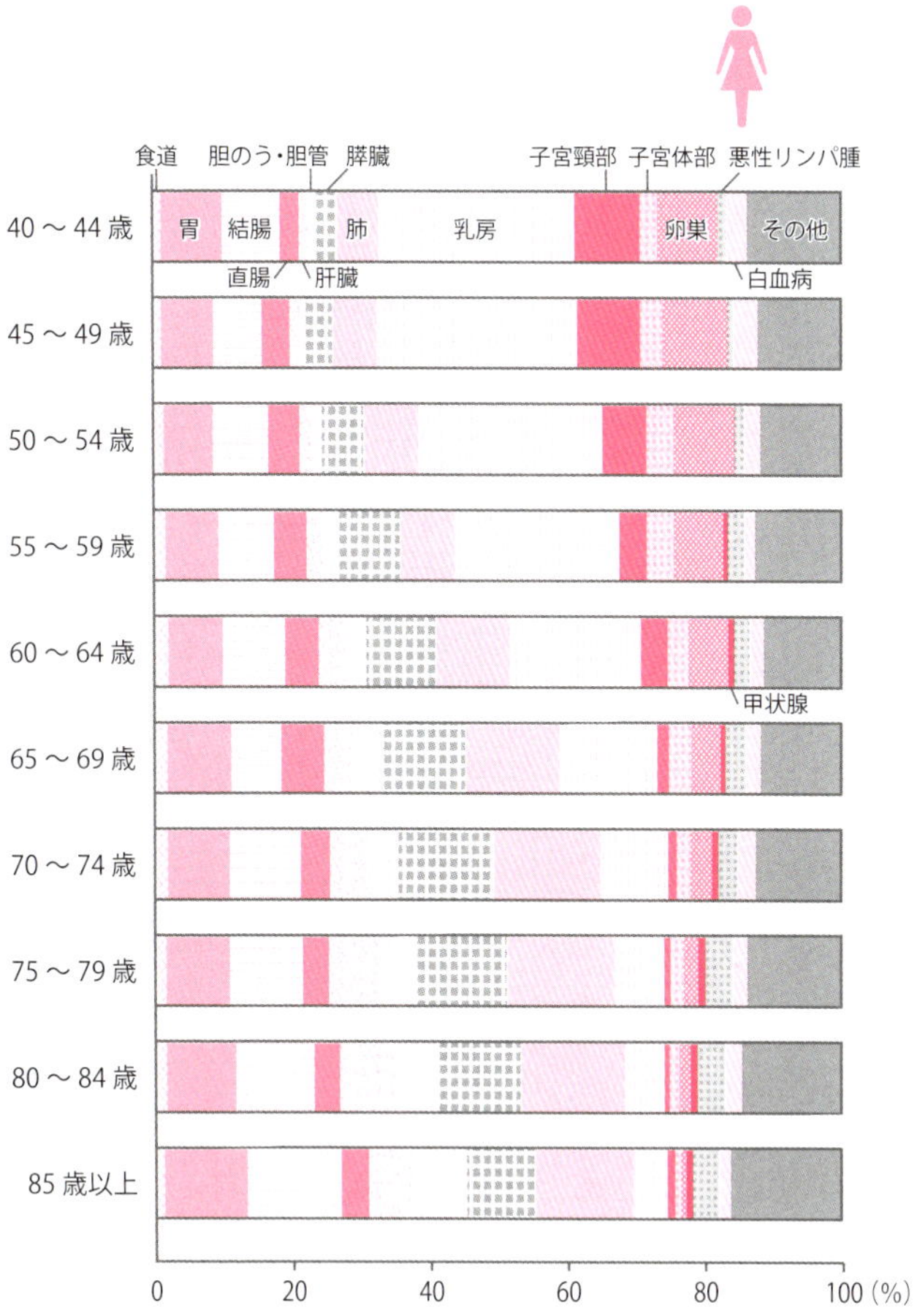

図3　女性の年齢別、部位別のがん死亡数割合（2017年）
（国立がん研究センターがん情報サービス　がん登録・統計より）

り、とくに40代ではこの3つのがんが大きな割合を占めています。

年齢別の罹患率（人口10万人のうち何人病気になったか）を示したグラフをみてみましょう（図4）。子宮がん全体としては50～60代がピークですが、子宮頸がんだけをみると40代で発生率が高いことがわかります。このような特徴から、子宮頸がんは若い頃からしっかりと注意し

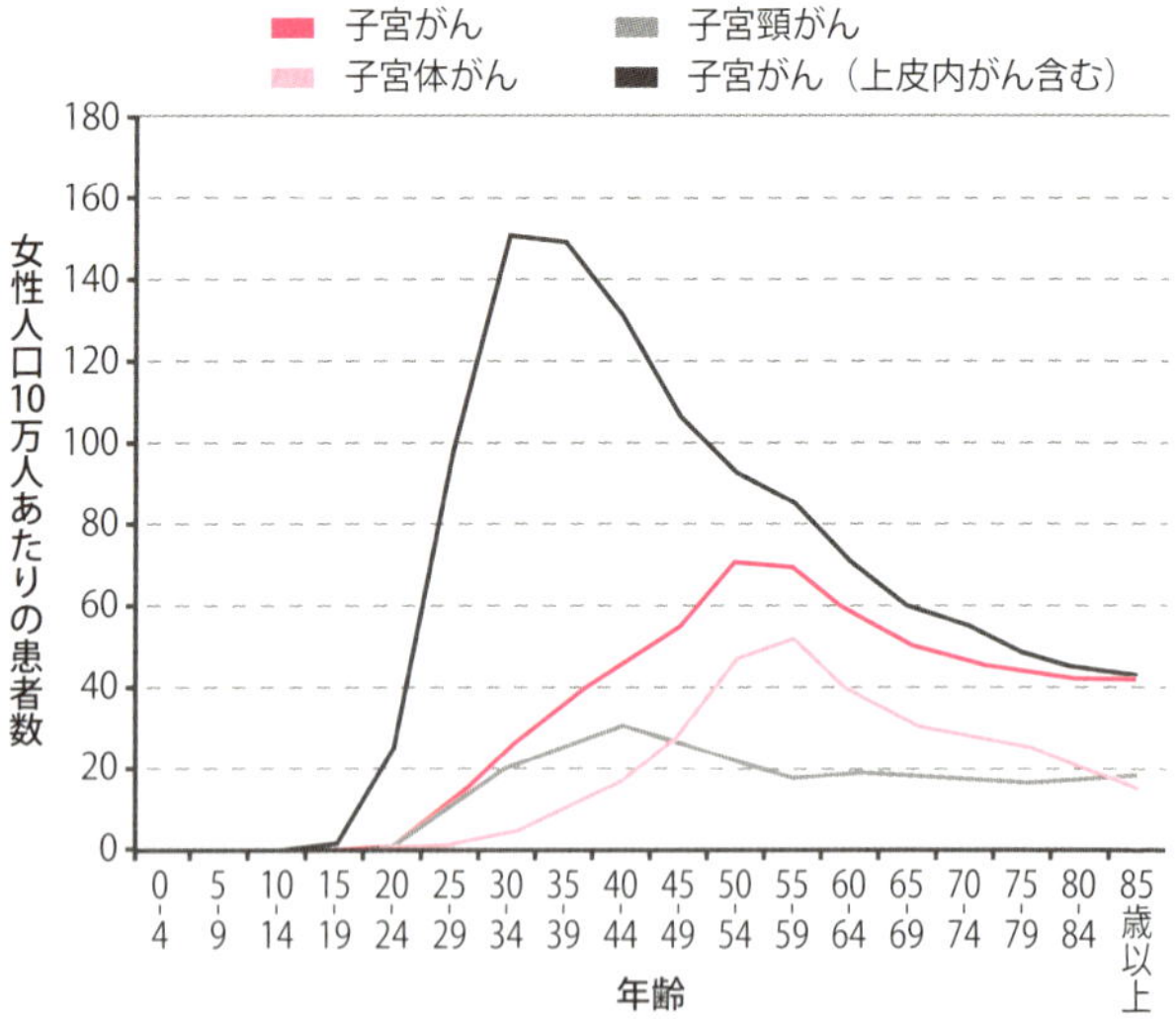

図4　年齢階級別の罹患率（全国推計値、2014年）
（国立がん研究センターがん情報サービス　がん登録・統計より）

て、早期の発見・治療をしなければならない病気です。

図5は子宮頸がんと子宮体がんの罹患率の推移（1975年から2013年まで）を、年代別に示したグラフです。灰色線は子宮頸がん、ピンク線は子宮体がんの罹患率を示しています。1975年は子宮頸がんが多く、子宮体がんが少なかったのですが、近年では子宮頸がんの罹患率を追

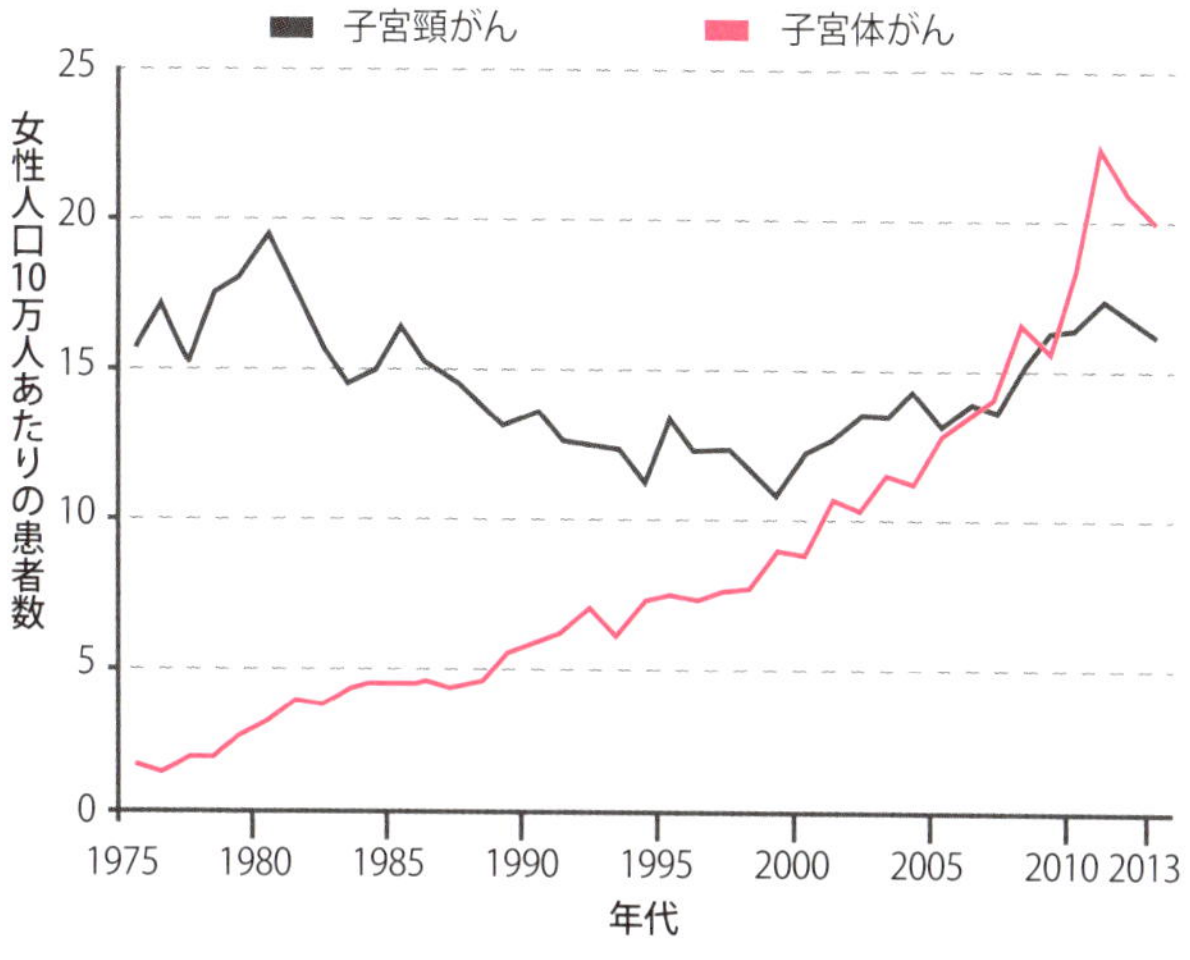

図5　部位別罹患率（全国推計値）の年次推移（1975～2013年まで）
（国立がん研究センターがん情報サービス　がん登録・統計より）

い越しています。

なぜ、子宮体がんの罹患率が上昇しているのでしょうか。子宮体がんは、卵胞ホルモンという女性ホルモンの過剰な状態が持続することでリスクが高くなります。不必要に卵胞ホルモンのみを補充するようなホルモン治療を受けている場合や、肥満体型・月経不順・未経妊／未経産（妊娠・出産の経験がないこと）により卵胞ホルモンにさらされる期間が長くなることで、リスクが増加します。そのほかにも、動物性脂肪やアルコールの過剰な摂取、糖尿病により子宮体がんのリスクが高くなることがわかってきています。現代の日本人女性は、食生活の欧米化により、そのようなリスク因子が増え、子宮体がんが増加傾向にあると考えられます。

また、前述のリスクとは関係なく、遺伝子の異常により子宮体がんが発症することもわかってきています（「子宮の奥にできるがん〜子宮体がん〜」110ページを参照）。

子宮の入り口にできるがん ～子宮頸がん～

子宮頸がん発症の危険因子

子宮頸がんとは、子宮の入り口となる子宮頸部に発生するがんです。まずは、子宮頸がん発症の危険因子について見てみましょう。

●子宮頸がん発症の危険因子

・初めてセックスした（初交）年齢が低い　・多数のセックスパートナーがいる
・妊娠・出産回数が多い　・喫煙　・経口避妊薬を長期間服用している

気をつけなければならないことは、子宮頸がんの患者さんすべてにこれらの因子があてはまるわけではありません。しかし、このような因子が多いと、子宮頸がんになりやすいという傾向があります。では、なぜこれらが危険因子となるのでしょうか。子宮頸がん発生の原因として知られている、ヒトパピローマウイルス（human papillomavirus：ＨＰＶ）について解説します。

子宮頸がんの原因はウイルス感染

子宮頸がん発生のメカニズムについては研究が進んでいて、セックスにより、子宮頸部にＨＰＶが感染することで、がんが発生することが明らかとなっています。実際に、子宮頸がん患者の95％以上で、子宮頸部からＨＰＶが検出されています。セックスの経験があれば、誰にでも感染のリスクがあり、初交から2年以内に8割の女性がＨＰＶに感染するといわれています。

ただしＨＰＶに感染したすべての人が子宮頸がんになるわけではありません。ＨＰＶには１００種類以上のタイプがあり、とくに発がん性の高いタイプ（高リスクタイプ）が存在します。この高リスクタイプのＨＰＶに感染することで、がん発生のリスクが高くなります。また、この高リスクタイプは次の型であることが判明しています。

●高リスクタイプ
16*、18*、31、33、35、45、52、58型（*子宮頸がんの原因となる代表的なタイプ）

この8種類のタイプのなかでも、子宮頸がんの原因として代表的なのが16型、18型です。日本の子宮頸がんの発生原因の約65%を占めていると報告されています。

また、ＨＰＶ感染による発がんのリスクは女性だけではありません。男性でも、陰茎がん・肛門がん・咽頭がんのリスクが高くなることが知られています。実際にオーストラリアやニュージーランドでは、男性に対するＨＰＶワクチン接種の必要性が検討されています。

ただし、高リスクタイプに感染したからといって、ただちに子宮頸がんを発症するわけではありません。私たちの身体は、ＨＰＶを異物として排除する機構（免疫機構）を持っているからです。ある研究では、ＨＰＶに感染しても、２年後には90％の人でＨＰＶが排除されることが報告されています。免疫機構が十分にＨＰＶを排除できずに残ってしまった場合に、発がんリスクが高まります。

実際に、発がんリスクが高いＨＰＶに感染した人では、どのくらいの割合で子宮頸がんを発症しているのでしょうか。ＷＨＯの報告では、ＨＰＶ感染者が子宮頸がんを発症する割合は、ＨＰＶ感染者全体のうちの０・１５％（15人／１万人）といわれています。つまり、高リスクのＨＰＶ感染者のほとんどが、がんになる前の状態の人や、自然に治る可能性のある人たちということになります。このような人たちが、今後どのような経過を辿るのかを見極めるために、定期的な検診が非常に重要になります。

また、子宮頸がん発症のリスクをさらに増加させる因子として喫煙があげられます。タバコの煙には、ニコチンという物質が多く含まれています。ニコチンには免疫機構を抑制する作用があり、喫煙することで体内にニコチンの代謝物が残り、子宮頸部の免疫機構が抑制されてしまいます。その結果、HPVに感染したときに、HPVが十分に排除されず、持続的な感染につながります。または、ニコチンにより免疫機構が抑制されると、ほかの性感染症にかかりやすくなります。性感染症に感染していると、HPVの感染を促進させる補助的な因子となることがわかっています。

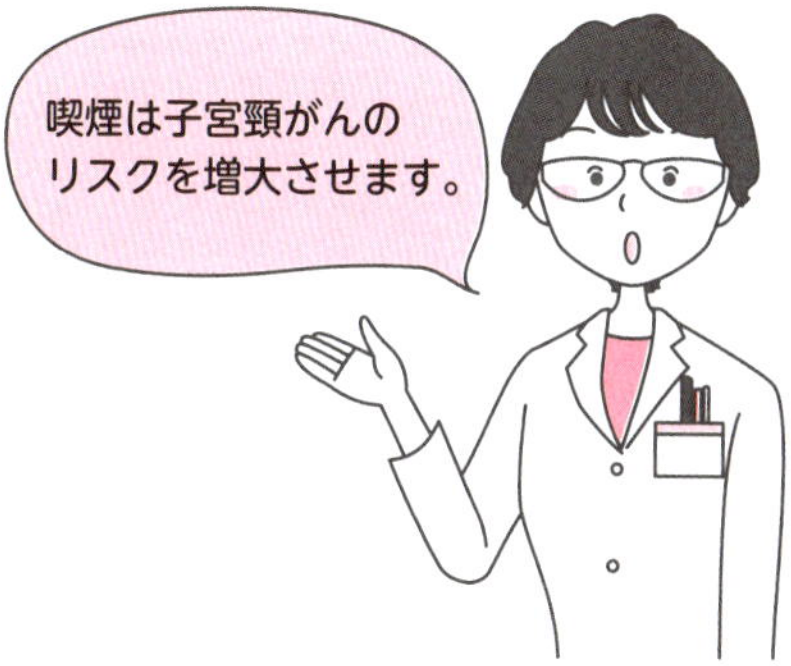

また、ニコチン自体にも発がん性があることはよく知られています。つまり、喫煙自体が、がん発症の大きなリスクとなるのです。

がん細胞が発生するメカニズム

子宮頸がんは、もともと正常だった子宮頸部の細胞が、持続的にHPVにさらされることで、時間をかけてがん細胞となり発症します（図6）。がん細胞になる前の細胞は異型細胞とよばれ、異型細胞が上皮内で増えている状態を異形成（子宮頸部上皮内病変、

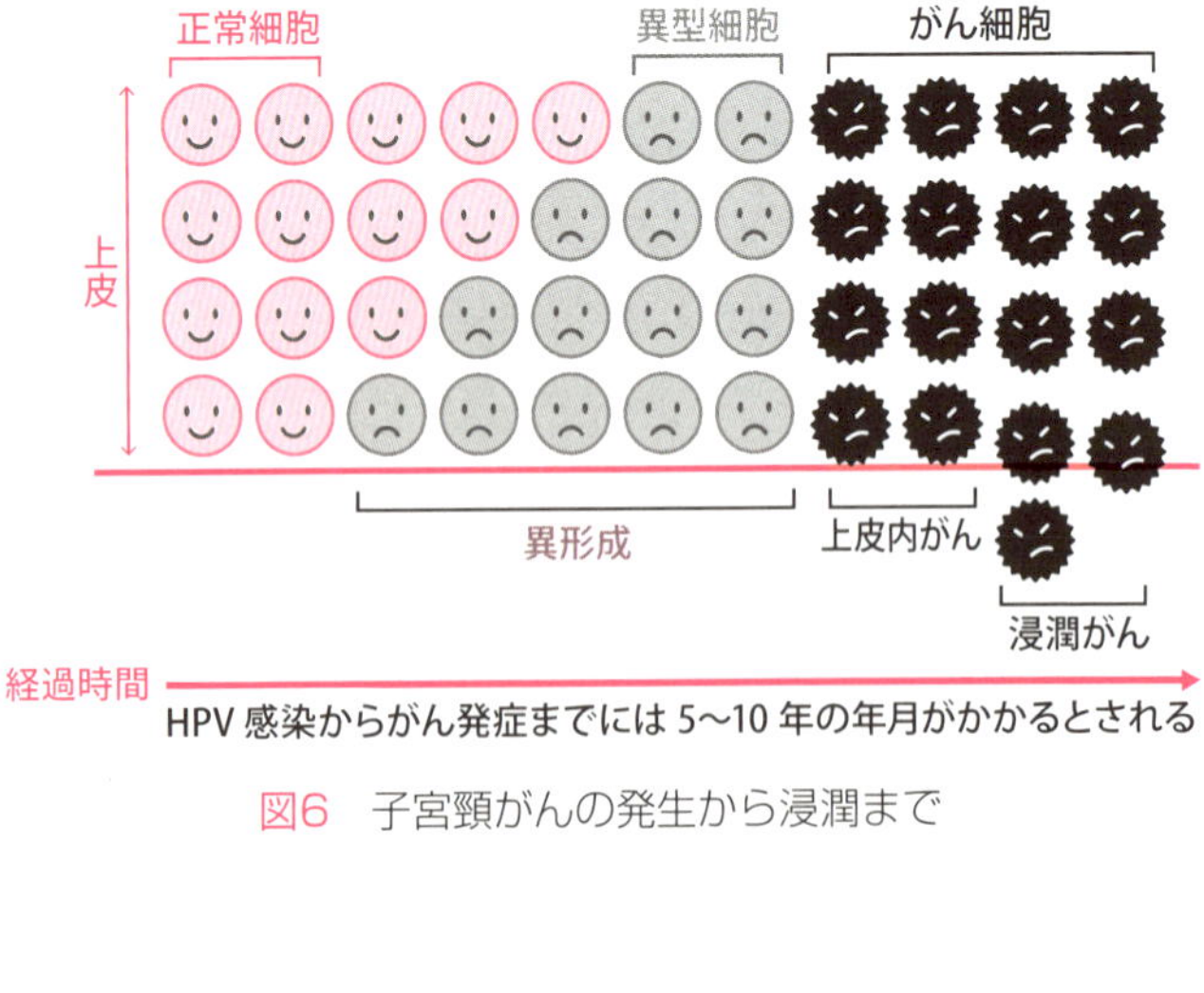

図6　子宮頸がんの発生から浸潤まで

cervical intraepithelial neoplasm：ＣＩＮ）といいます。異形成は、その程度により軽度、中等度、高度に分類され、高度異形成は、「前がん病変」ともいいます。そして、高度異形成がさらに進展すると「上皮内がん」となり、ここまでは「前がん病変」となります。がん細胞が上皮の下まで広がると「浸潤がん」となり、この浸潤がんがいわゆる「子宮頸がん」です。ＨＰＶに感染するとすぐにがんになるわけではなく、ＨＰＶ感染により細胞が少しずつ形を変えて、「異型細胞へ変化する」というところがポイントです。

ＨＰＶ感染から異形成、がんの発症までには、5～10年かかります。また、「前がん病変」の段階では症状がない場合が多いため、子宮頸がんの予防・早期発見のためには、異型細胞の状態から、正常細胞に戻るのか、またはがんになってしまうのかを見極めていくことが重要です。つまり、セックスを必要以上に怖がる必要はなく、定期的な子宮頸がん検診を受けて、異型細胞の早期発見につなげることが大切であるといえます。また、パートナーのコンドーム使用は、ＨＰＶ感染リスクの低下と関連するとの報告もあります。日ごろから、パートナーとよく話し合う機会をつくりましょう。

子宮頸がんワクチンについて

２０１３年４月から定期接種化された子宮頸がんワクチンですが、有害事象に関してさまざまな報道や見解が発表され、国内で混乱がありました。厚生労働省は専門家チームによる調査・検討の開始と、本ワクチンの積極的な接種推奨の一時中止を２０１３年６月に決定しました。

その後２年半にわたり、日本産科婦人科学会、日本小児科学会、日本小児保健協会をはじめとし

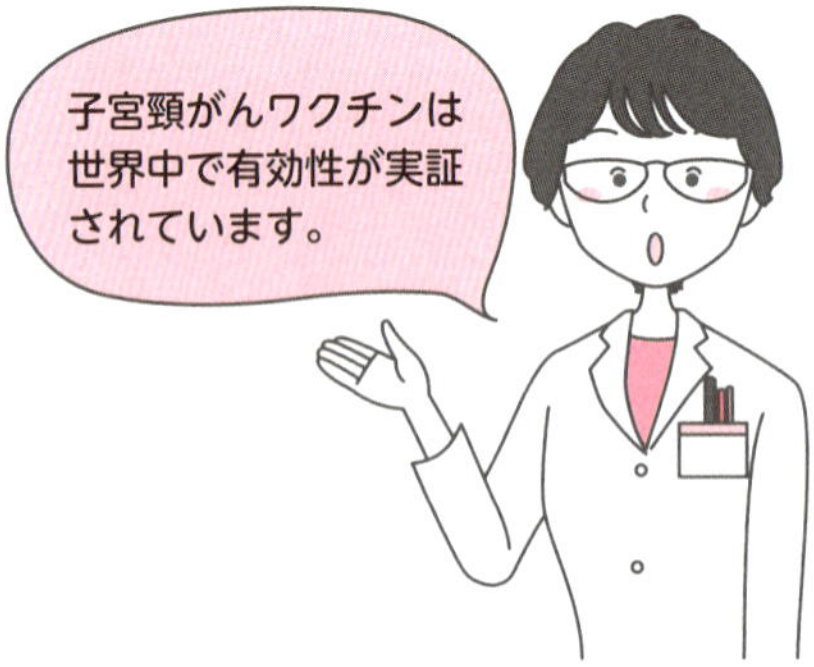
子宮頸がんワクチンは
世界中で有効性が実証
されています。

た学術団体が、ワクチン接種後の症状の実態把握と解析を進めました。そして、ワクチン接種後に生じた症状の報告体制や、診療・相談体制、健康被害を受けた接種者に対する救済等の対策が講じられたことを受けて、２０１６年4月に「ワクチンの積極的な接種を推奨する」との見解を発表しました。

子宮頸がんワクチンはその有効性が明らかに示されているものであり、世界の多くの国々がこのワクチンを国の予防接種プログラムとして実施しています。

子宮頸がんワクチンについては婦人科の医師にご相談ください。

子宮頸がんと診断されたら

子宮頸がん検診（「子宮頸がん検診のおはなし」１０６ページを参照）で子宮頸がんと診断された場合、次に確認することは、「がんの進行具合（ステージ）」と「組織型」の2つです。「がん」と一括りにするのではなく、そこからさらに情報を細分化しなけ

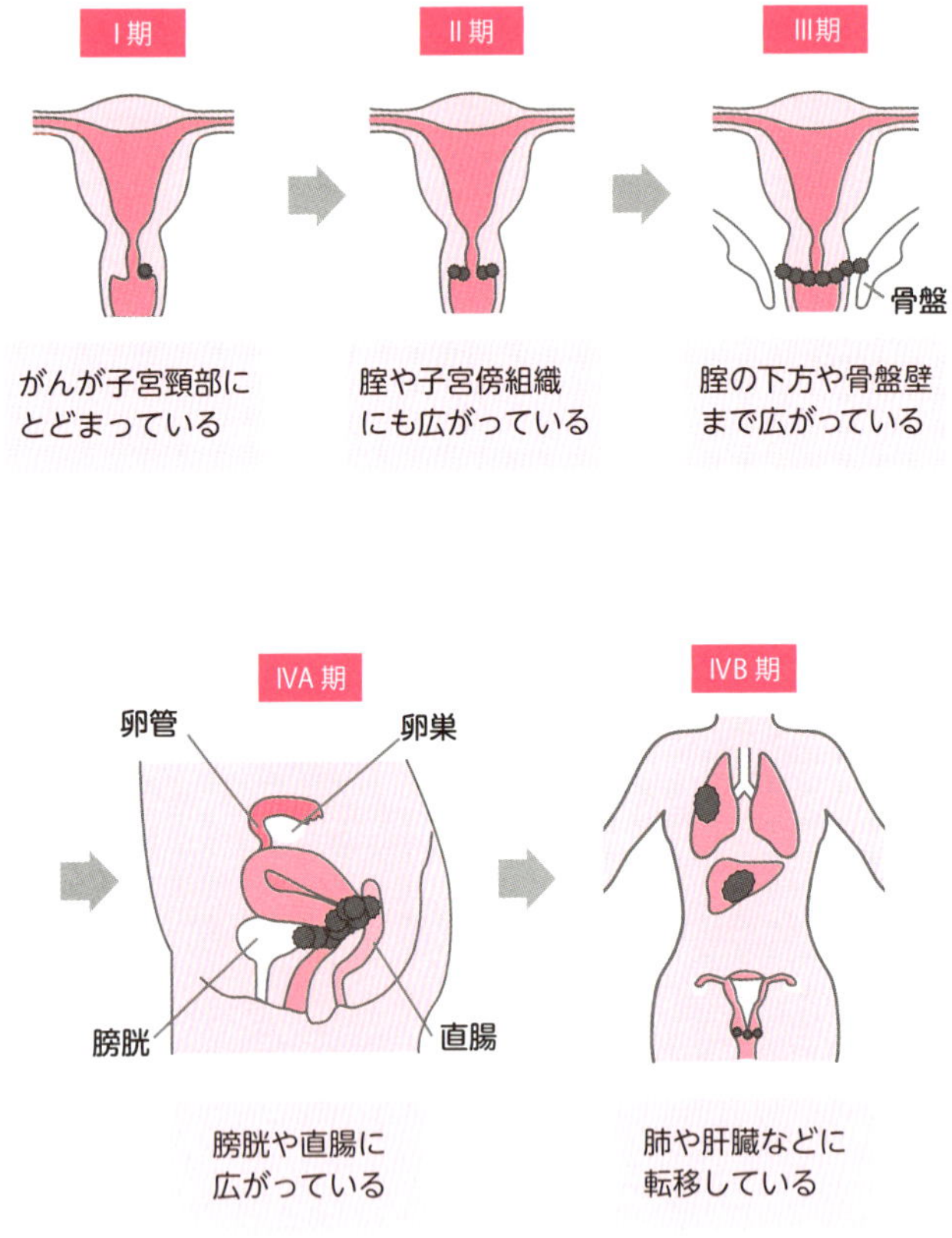

図7　子宮頸がんのステージ

ればなりません。細分化することによって、適切な治療に結びつけることができます。

まずは、子宮頸がんのステージについて解説します。子宮頸がんのステージは、ほかのがんと同様に、Ⅰ～Ⅳ期に分類されています（図7）。

Ⅰ期は子宮頸部のみに、がんが生じている状態ですが、顕微鏡レベルでのがんの広がりや、大きさによって、さらに細かく分類されています。Ⅱ、Ⅲ期はがんが子宮頸部を超えて広がっている状態で、広がりの程度によってさらに分類されます。ⅣA期はがんが骨盤を超えて広がり、膀胱や直腸を侵すものとされていて、ⅣB期はがんが肺や肝臓に転移している状態です。

子宮頸がんの〝顔つき〟

がんにも〝顔つき〟があるのをご存じですか。がんの顔つきとは正式には「組織型」といって、腫瘍の病理学的な分類です。組織診によって決定することができ、治療方針を決めるうえで重要な因子となります。

子宮頸がんの7、8割は「扁平上皮病変」といって腟側にできるがんです。残りの2、3割は「腺上皮および関連病変」といって子宮側にできます。この部位にできるがんは子宮頸部の奥側にあるため、検診でも見逃されることが多いがんです（図8）。

子宮頸がんの治療①
浸潤がんになる手前の状態の場合

子宮頸がんの治療はどのようなものがあるの

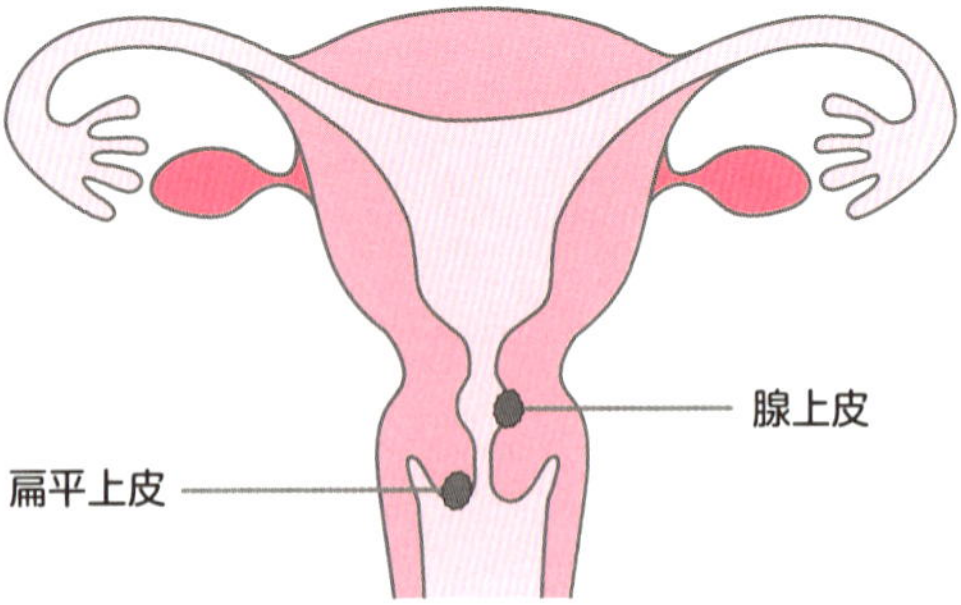

図8　子宮頸がんの型

でしょうか。まず、がんになる手前の状態である異型細胞や上皮内がんに対しては、「円錐切除」を行います（図9）。円錐切除とは、子宮の入り口にある、異型細胞が疑われる部分を取り除くシンプルな手術です。この手術で異型細胞が取りきれていれば治療は終わりとなります。一方、円錐切除をしたことにより、それまで見つかっていなかった子宮頸がんがあらたに見つかることがあります。このような場合は引き続き治療を続けることになります。

埼玉医科大学国際医療センターでは、円錐切除よりも浅く切り取る、ループ式電気円錐切除法（ＬＥＥＰ）も多く実施しています。若い患者さ

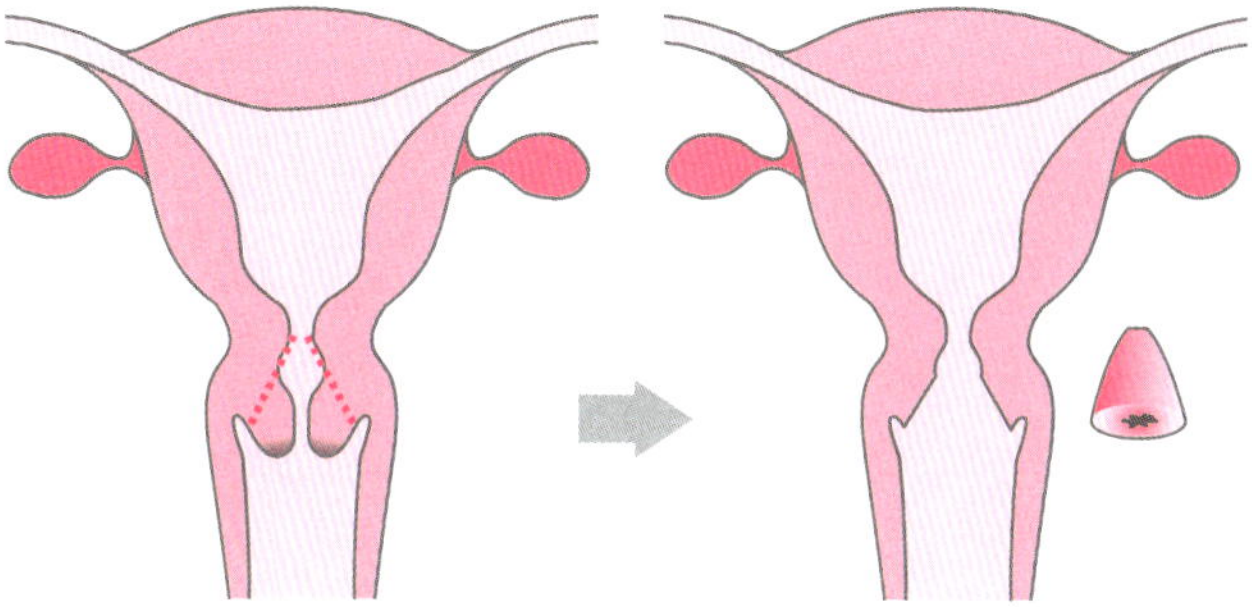

図9　円錐切除

んでは、異型細胞が子宮頸部の入り口付近にできることが多いため、あまり深く切り取る必要がありません。このような場合に、ＬＥＥＰを行います。

年配の患者さんでは、異型細胞が奥にできることが多くなってきます。その場合は円錐切除を行ってもすべて取り切ることができず、「手術後に残った子宮の検査を正確に行えない」という観点からも子宮全摘出という選択肢を提示することがあります。

しかし、子宮を全摘出することに抵抗を感じる患者さんはたくさんいます。医師と患者さんがよく話し合いをして、さまざまな選択肢から治療方針を決めていくことがとても大切です。

子宮頸がんの治療②浸潤がんになってしまったら

子宮頸がんと診断された場合は、基本的には手術となります。子宮頸がんⅠ期で、子宮頸部の入り口だけにがんがある患者さんは子宮全摘出を行います。さらに、Ⅰ期のなかでも、進行の程度によっては、子宮だけではなく子宮を支えている靱帯、卵巣、リンパ節を一緒に摘出する、広汎子宮全摘術を行います。

Ⅱ、Ⅲ期では、放射線治療単独や抗がん剤治療を組み合わせて治療し、Ⅳ期では抗がん剤治療がメインとなります。このように、がんの進行具合によって治療法が異なってきますので、主治医としっかり相談して治療していくことが必要です。

子宮頸がん検診のおはなし

子宮頸がん検診はとても簡単な検査です

みなさんは子宮頸がん検診を受けたことがありますか?

子宮頸がん検診は、どこに行けばよいかわからない、恥ずかしいなどのマイナスのイメージがあります。とくに、「痛そう」と思ってい

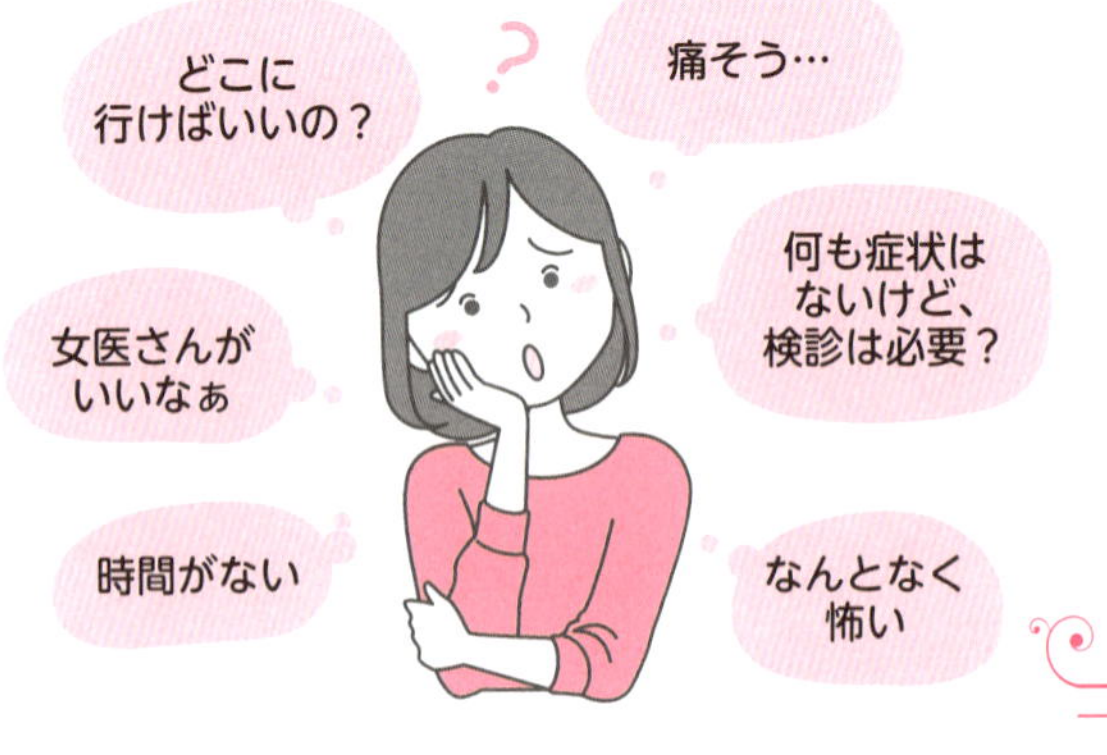

どこに
行けばいいの?
痛そう…
何も症状は
ないけど、
検診は必要?
女医さんが
いいなぁ
時間がない
なんとなく
怖い

る人は非常に多く、検診を受けに行くことはハードルが高いと感じているようです。しかし、実際には短い時間で終わる、とても簡単な検査です。

子宮頸がん検診の実際

通常の子宮頸がん検診では、細胞診が行われます。細胞診はとても短い時間で終わる検査です。まず、腟から腟鏡を入れます。次に、軟らかい綿棒やブラシを入れて、子宮頸部をこすり、そこに付着した細胞の形を顕微鏡で観察します。異常がなかった場合、検診はここで終了となります。ただし、異型細胞はゆっくりとがんに変化するため、検診は1年から2年に1回のペースで受診するのが望ましいとされています。

異常があった場合は、細胞診よりもさらに踏み込んだ検査となる「コルポスコープ診」と「組織診検査」という精密検査を行います。コルポスコープ診とは、コルポスコープという拡大鏡を使って、子宮頸部の粘膜表面を観察する検査です。組織診とはコルポスコープにより病変が疑われると判断された部分の組織片をつまみとり、病理医が詳細に調べる検査となります。

定期的に子宮頸がん検診を受けましょう

前述のとおり、子宮頸がんは、セックスによるHPV感染がおもな原因です。定期的に検診を受けることはとても大切です。

日本では、子宮頸がん検診の受診率が低いことが知られています。国民生活基礎調査から推計された2016年のデータをみると、20〜69歳の女性における子宮頸がん検診の受診率は、平均40%ほどであったと報告されています。また、経済協力開発機構加盟国における、子宮頸がん検診の受診率（2015年）のデータをみると、アメリカが84.5%、イギリスが78.1%であるのに対し、日本は42.1%にとどまります。このように、日本の子宮頸がん検診の受診率は、先進国のなかでとくに低いのが実情です。理由としては、子宮がん検診の際の、砕石位《さいせきい》（足を開く体勢）への羞恥心が強いこと、乳がんと比べて認知度が低いことなどが考えられます。

子宮頸がん検診では、きちんとプライバシーが保たれています

子宮頸がん検診では、砕石位で腟から内視鏡やブラシまたは綿棒を入れるため、抵抗を感じる人が多くいます。しかし、医師とのあいだにはカーテンがありますので、プライバシーはしっかりと保たれています。早い人では30秒くらいで終わる短い検査ですが、緊張してしまったり、検査を進めていく段階の一つひとつ心の準備をしたいという人もいます。そのような場合は、検査を受ける人に合わせて進めていきます。

結果は2週間程度でわかります。料金は、自治体の検診では2000円前後、自主的に病院に行って検査を受ける場合は3000〜4000円程度となっていま

す。友人・知人の評判を病院選びの参考にするのもよいですし、女医さんを希望する場合は、事前に電話で確認してください。

子宮頸がんは前がん病変の状態が長く、この段階では症状がありません。繰り返しになりますが、定期的に検診を受けて早期に発見することがとても重要です。

子宮の奥にできるがん ～子宮体がん～

50代の女性に多い子宮体がん

子宮体がんは、がんが子宮の入り口ではなく、奥にできる病気です。子宮体部の一番内側、「子宮内膜」とよばれる部分に発生します（図1［84ページ］）。「子宮がんのおはなし」の項でも解説したとおり、子宮頸がんは若い患者さんに多い傾向がありま す。それに対して、子宮体がんの罹患率は、50代がピークとなっています（図4［88ページ］）。

子宮体がん発症の危険因子

子宮体がんについても、子宮体がん発症の危険が高くなる次のような因子があります。

子宮体がん発症の危険因子

- 未経妊／未経産（妊娠・出産の経験がないこと）
- 閉経年齢が遅い
- 排卵障害（＊多嚢胞性卵巣など）

・肥満
・糖尿病
・卵胞ホルモン製剤の服用（黄体ホルモン併用なし）
・食生活（動物性脂肪、アルコール摂取量が多い）
・遺伝的素因

＊多嚢胞性卵巣：排卵がうまくいかず、月経が不順になる病気

子宮頸がんの発症にはＨＰＶの感染が大きく関与していましたが、子宮体がんの原因となるのは、卵胞ホルモンです。卵胞ホルモンの刺激に長期間さらされ、子宮内膜が厚くなることで、がん化すると考えられています。妊娠・出産をしたことがない場合や、閉経年齢が遅い場合は、月経期間（卵胞ホルモンの暴露期間）が長くなるのでリスクが高くなります。しかし、「出産している人は子宮体がんにならない」というわけではないので注意が必要です。このような危険因子によって、子

宮体がんのリスクが高くなる傾向があることを知っておいてください。

また、排卵障害の人は、ホルモンバランスが安定していないため、卵胞ホルモンの分泌が過剰となり、子宮体がんになりやすいといわれています。肥満についても、脂肪細胞から女性ホルモンが分泌されるためリスクが増大します。また、美容のために卵胞ホルモン製剤を内服している場合がありますが、これも長期間、卵胞ホルモンにさらされることになるため、リスクが高くなります。

子宮体がんは遺伝性の場合があります

乳がんや卵巣がんには、遺伝性のものがあることが知られています。2013年、米国の女優アンジェリーナ・ジョリーさんが、乳がん予防のために乳房を全摘出して話題となりました。彼女はがんを抑制する遺伝子に変異があったため、このような決断に至りました。この遺伝子に変異がある人は、変異のない人と比べて、乳がん・卵巣がんのリスクが高いことがわかっています。実際にジョリーさんのお母さんは、卵巣がんが原因で早逝しています。

なぜ、がんを抑制する遺伝子に変異があると、がんのリスクが高まるのでしょうか。

遺伝子とは、私たちの身体を作る細胞の「運命」を決定する設計図のようなものです。がんを抑制する遺伝子に変異があると、がんを抑制する機構がうまく働くことができません。その結果、細胞ががん化しやすくなり、がんになるリスクが増大します。いわゆる「がん家系」といわれる家系は、このような遺伝子の変異を代々受け継いでいる可能性があるといえます。

近年、子宮体がんについても遺伝子の変異との関連についての知見が多く発表されています。比較的解明されているものは「リンチ症候群」です。これは遺伝性の大腸がんとして知られていますが、子宮体がんのリスクも増大することが報告されています。もし親族のなかに若い年齢で大腸がんや子宮体がんになった人がいたら、遺伝子に変異がある可能性が示唆されます。しかし、遺伝子の変異によるがん発生のメカニズムには、いまだ不明な点が多く残されています。

知る権利・知らないでいる権利

がんになりやすくなる遺伝子の変異は確かに存在します。しかし、このような遺伝子の情報をすべて知る必要があるかについては議論の余地があります。

近年、さまざまな技術の発展により、遺伝子検査が身近なものになってきています。しかし、

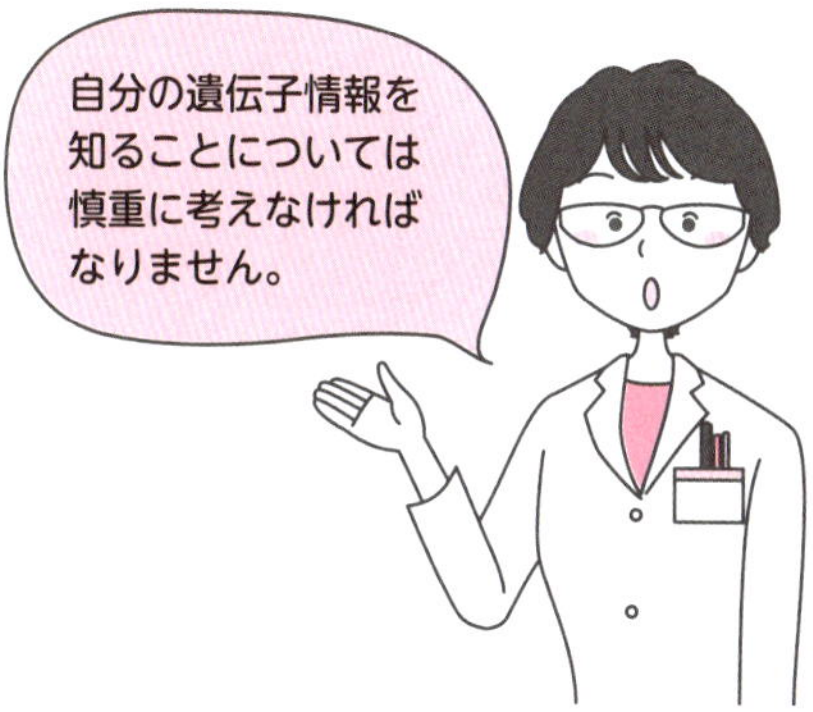
自分の遺伝子情報を
知ることについては
慎重に考えなければ
なりません。

遺伝子というものは生涯変化することがありません。そのような不変の情報を知ることについては、メリット・デメリットをしっかり理解する必要があります。

たとえばメリットとしては、病気に対する意識が高まり、検診に行くことを心がけることで、がんの早期発見につながります。

しかし、デメリットとしては、「子供に遺伝するのではないか」「いつ病気が発症するかわからない」などの不安を生涯抱えることになります。

自分の遺伝子に変異があるのかないのか、安易な考えでに検査を受けることのないよう、その事実を知ったときに自分のなかでどのような考え方の変化が起こるか、また、生活にどのような影響が及ぶのかをよく考えて、医師やカウンセラーによるカウンセリングを受けたうえで検査することが大切です。

子宮体がんでいちばん多い症状は不正出血です

子宮体がんのおもな症状としては、不正出血、おりものの増加、腹痛があげられます。また、子宮体がんの大きな特徴は、発症のピークが50〜60代であるということです。50歳前後は閉経年齢に近く、閉経しているかどうかわからない時期にあたります。このような時期に出血があっても、それが月経血なのか、不正出血なのかわからないという状況になってしまいます。このようなことから、普段と少しでも違う出血があった場合は、婦人科の医師に相談してください。

●子宮体がんの自覚症状

・不正出血（非常に多い、持続する）　・おりものの増加　・下腹部痛

✿ 子宮体がんの検診

子宮体がんの検診は、子宮頸がんと同様に、まずは腟から腟鏡を入れます。そして、子宮の奥の子宮内膜を細いブラシでこすり、細胞を採取し、顕微鏡で細胞に異常がないかを確認します。

もし、異常がみつかった場合は、さらに詳しい検査（内膜組織診）をします。内膜組織診では、細いスプーンやチューブのような特殊な器具を使って、子宮内膜の異常が疑われる部分を削り取ったり吸い取ったりして採取します。はさみのような器具で組織をつまみ取ることもあります。そして、子宮頸がんと同じく、がんのステージと、がんの顔つき（組織型）を調べます。

コラム　子宮体がんの定期的な検診は必要ですか？

子宮体がん検診は、子宮頸がん検診と同じ頻度で行う必要はないと考えています。子宮体がんの発見には、内膜細胞診が必要となります。不正出血があった場合や、医療者側が経腟超音波検査にて内膜細胞診を行ったほうがよいと判断した場合には内膜細胞診を行います。また、不正出血は初期の子宮体がんの特徴的な症状です。早期発見につながりますので、不正出血があったら早めに受診しましょう。

子宮体がんの進行期と〝顔つき〟

がんのステージの定義はがんの種類によって異なり、子宮体がんのステージは4つに分類されています（図10）。

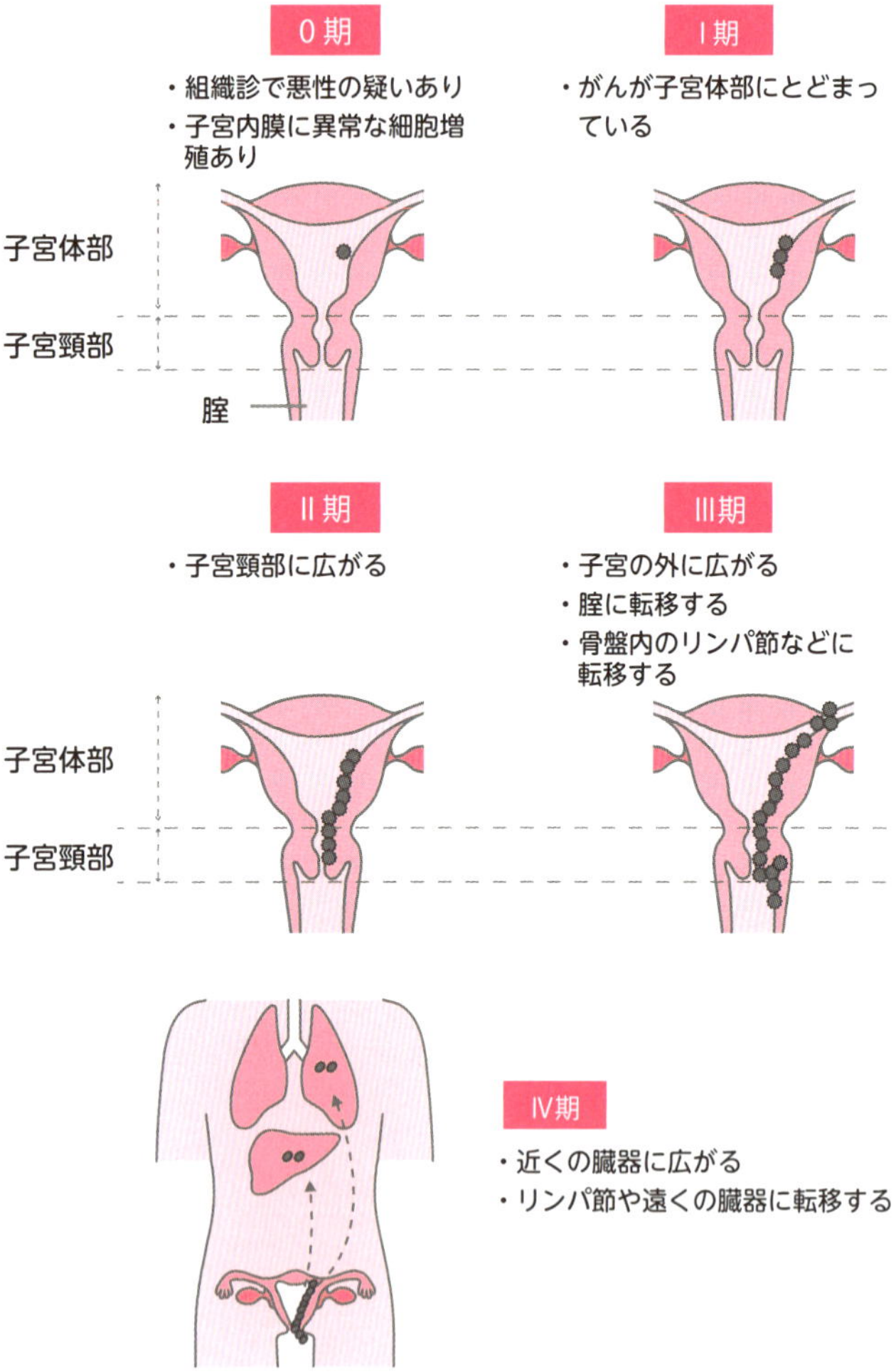

図10　子宮体がんのステージ

Ⅰ期はがんが子宮体部にとどまっている状態です。がんの大きさや、子宮筋層への浸潤（がん細胞が子宮筋層へ入りこみ、拡大していくこと）の程度によりさらに細分化されます。Ⅱ期は、がんが子宮頸部まで広がっている状態、Ⅲ期ではがんが子宮の隣にある臓器まで広がっている状態、Ⅳ期は子宮近辺の臓器だけでなく、リンパ節や遠くの臓器に転移している状態です。

子宮体がんの治療 ～基本的には手術です～

子宮頸がんの治療方法は前がん病変か、そうでないかによって分かれていましたが、子宮体がんの治療は手術が基本となります。病気の進み具合によって術式が異なり、子宮全摘出術だけでなく、卵巣や卵管、リンパ節、大網（胃の下部から腸の前に垂れ下がった腹膜）も一緒に取る場合があります。さらに、摘出した子宮やそのほかの臓器は、病理組織検査で詳細に調べます。その結果を踏まえて、進行期を正式に決定し、再発のリスクの評価や術後の追加治療を検討します（図11）。

子宮を摘出後、経過観察だけでは再発の可能性が高い場合、つまり、がんの〝顔つき〟が悪い場合や、病気が進行していた場合は、抗がん剤治療や、放射線治療を行います。手術だけでは終わらないという点で、子宮頸がんとは異なっています。

子宮を取り除く手術というと、お腹を切るイメージがあるかもしれません。しかし2014年4月から、子宮体がんに対する腹腔鏡手術が保険適用となりました。早期のＩＡ期（がんが子宮内膜のみか子宮筋層の半分以内に認められる）だけに限られるものの、腹腔鏡手術は傷が小さく、

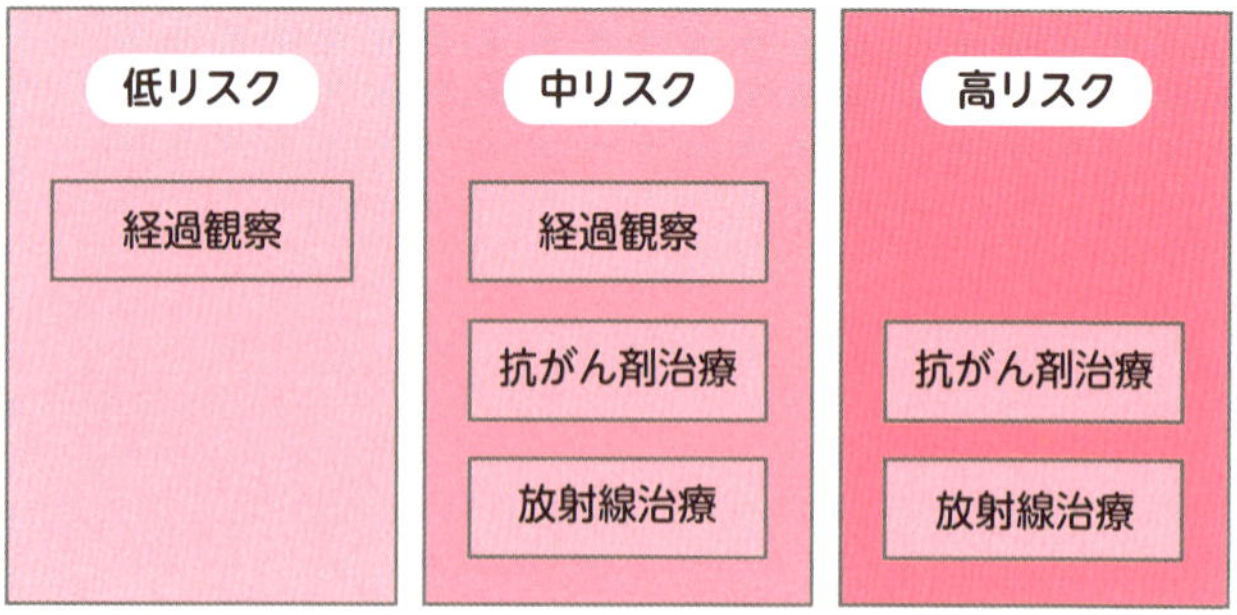

図11　再発リスクにもとづく後治療の決定

術後の回復が早いことが期待できます。

おぼえておいてほしいこと

・子宮頸がんの場合は、症状がなくても1～2年に一度、定期的に検診を受けることで早期発見が可能です。子宮頸がんは、早期発見により「完全に治る」可能性が高いがんです。

・検診は、ふだん気になっていることを医師に相談できる機会にもなります。もし、検診に対して不安な気持ちがある場合でも、納得して検診を受けられるようにしっかりと説明しますので、気軽に検診に来てください。

・子宮体がんの発症ピークは50代となっていて、初期症状は不正出血です。いつもと違う出血があった場合は病院に行きましょう。

専門医が語る
子宮とのつきあい方

2019年7月26日発行
著　者　梶原 健、三輪 真唯子
発行者　須永 光美
発行所　ライフサイエンス出版株式会社
〒105-0014　東京都港区芝3-5-2
TEL. 03-6275-1522　FAX. 03-6275-1527
http://www.lifescience.co.jp/
印刷所　三報社印刷株式会社
デザイン　株式会社オセロ　謝 暄慧

Printed in Japan
ISBN 978-4-89775-397-3 C0047